Dra. Rowan Hillson

Guía completa
de la diabetes

Dra. Rowan Hillson

Guía completa
de la diabetes

causas, síntomas y tratamientos

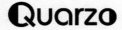

Título original: *Diabetes complete guide. The essential introduction to managing diabetes*
© Vermilion, 2001

Guía completa de la diabetes. Causas, síntomas y tratamientos
© Dra. Rowan Hillson, 2003

Quarzo

D.R. © Editorial Lectorum, S.A. de C.V., 2003
Antiguo Camino a San Lorenzo 220
C.P. 09830, México, D.F.
Tel.: 56 12 05 46
www.lectorum.com.mx
ventas@lectorum.com.mx

> L.D. Books
> 8233 NW 68 Street
> Miami, Florida, 33166
> Tel. 406 22 92 / 93
> ldbooks@bellsouth.net
> www.ldbook.com

Primera edición: febrero de 2004
ISBN: 970-732-051-6

D.R. © Traducción: Miguel Martínez Sarmiento
D.R. © Portada: Kathya Rodríguez Valle

Impreso y encuadernado en México.
Printed and bound in Mexico.

Para quienes viven con la diabetes

AGRADECIMIENTOS

Este libro jamás se hubiera escrito sin el estímulo y el entusiasmo constantes de las personas con diabetes que he conocido a lo largo de muchos años. Les agradezco que hayan compartido conmigo su experiencia con la diabetes.

Reconozco sinceramente las ideas, la ayuda, los comentarios, el estímulo y el apoyo de las siguientes personas: Kate Adams y Jayne Booth de Diabetes UK (antes British Diabetic Association), Brenda Cox de Fillington Diabetes Team, Sinead Dunne, Kay y Rodney Hillson, Simon Hillson, Margaret Hounslow, Richard Hourston, Hugh Mather, Richenda Milton-Thompson, David Perkin, Suzanne Redmond, Gill Ruane, Kate Smallman, Yvonne Stawarz, Peter Thomson y Clare Wallis.

Maggie Raynor convirtió mis dibujos en ilustraciones. También quiero agradecer a las siguientes personas su autorización para utilizar el material reproducido en el libro: al *Journal of the Royal Collage of Physicians of London*; a Diabetes UK; a la International Diabetes Federation (Europa) y a los editores de *Diabetic Medicine* (John Wiley and Sons); a la University of Toronto Press por fragmentos de *Living with Diabetes* de Heather Maclean y Barbara Oram.

Para mantener su salud, no basta que su médico le prescriba un tratamiento adecuado. Usted debe aprender a seguirlo y a cumplirlo en su propia casa. Sólo esto servirá como un seguro para su salud, le permitirá dominar el padecimiento y le dará la libertad para continuar con su vida normal.

R.D. Lawrence, 1935
(Cofundador de la British
Diabetes Association,
ahora Diabetes UK)

ÍNDICE

Agradecimientos. 9
Prólogo. 13
Introducción. 14
1. Los síntomas de la diabetes. 17
2. El diagnóstico de la diabetes. 23
3. La valoración de una persona con diabetes. 33
4. ¿Qué es la diabetes? ¿Por qué a mí?. 46
5. El inicio. 57
6. La prueba de glucosa en la sangre o en la orina. . . . 66
7. La alimentación saludable. 76
8. Los medicamentos para reducir la glucosa. 95
9. El tratamiento con insulina. 107
10. La hipoglucemia o disminución de
    la glucosa sanguínea. 132
11. La hiperglucemia o elevación de la
    glucosa sanguínea. 149
12. Las lesiones en los tejidos por diabetes. 158
13. La prevención de lesiones en los tejidos
    por diabetes. 190
14. Para vivir con la diabetes. 198
15. El equipo de cuidado y atención de la diabetes. . . .213
16. El embarazo. 223
17. Los deportes y el ejercicio. 232
18. Los viajes. 249
Glosario. 264

Prólogo

El diagnóstico de la diabetes afecta a las personas con una terrible fuerza. De repente, la vida de una persona, quien a partir de ese momento es un paciente, se llena de preguntas: ¿necesitaré inyecciones diarias?, ¿debo dejar de comer mi comida favorita?, ¿puedo tener hijos?, ¿soy una persona enferma?, ¿seré capaz de salir de vacaciones? Y siempre, ¿a quién o a qué debo culpar?, ¿existe alguna cura?, ¿vale la pena vivir la vida?

Aunque casi todas las personas a las que recientemente se les diagnosticó diabetes se plantean estas preguntas, también asedian a sus padres, compañeros, familiares y amigos. Son preguntas que deben responderse para que la vida sea tan extensa, plena, gratificante y productiva como lo era antes. Este libro responde estas preguntas.

Éste es útil y alentador; aborda abierta y pormenorizadamente las preguntas importantes, de manera que quienes tienen o viven con diabetes puedan entenderla. Resulta de gran ayuda para el proceso esencial de comprensión y para establecer un equilibrio con la diabetes, proceso en el que los médicos, las enfermeras y los integrantes del equipo de atención de la diabetes y otras personas con tal padecimiento desempeñan un papel importante.

Sir Michael Hirst
Diabetes UK

Introducción

Este libro se recomienda a las personas que recién se enteraron que tienen diabetes, para sus familiares y quienes los cuidan, así como para las personas que han padecido diabetes durante algún tiempo, pero les gustaría revisar su actual situación.

Dos de cada cien personas tienen diabetes y lo saben. Todos conocemos a alguien con diabetes: un familiar, un amigo, un compañero de trabajo. Una de cada cien personas la padece y no se ha dado cuenta. Las personas tienen diabetes sin que nos enteremos de ello, tampoco lucen diferentes, y pueden trabajar y divertirse igual que los demás.

Pero padecerla es diferente. Hasta que se someten a tratamiento llegan a sentirse desanimadas o muy enfermas. Siempre es espantoso descubrir que algo no está bien, en particular si no sabe nada sobre la nueva condición. Desde pequeño siempre me dijeron que fuera muy, pero muy cuidadoso con la electricidad. Si no lo era, sufriría una descarga. Todos me insistieron en esto, por lo tanto, creía que una descarga debía ser muy, muy peligrosa. Hasta que un día conecté la plancha y recibí una pequeña descarga eléctrica. ¡Estaba aterrado! Subí las escaleras gritando "¡recibí una descarga, recibí una descarga!" Me convencí de que iba a morir en ese instante. De manera melodramática, me quedé sin aliento, esperando morir, pero nada sucedió. Ahora me río de mi miedo. Por supuesto que la electricidad puede hacer daño si no se le trata con respeto.

Evidentemente que la diabetes es más seria que una leve descarga eléctrica, sin embargo, si se aprende acerca de tal padecimiento, su causa, qué sucede en el cuerpo y, lo más importante, cómo cuidarse y mantenerse sano, no hay por qué aterrarse.

Puede continuar haciendo las cosas que disfruta con algunas limitaciones. Si la ignora y espera que desaparezca, puede causarle problemas.

Este libro es una introducción a la diabetes: qué se siente tenerla, qué puede preguntarle el médico y cómo lo examinará. Hay una sección de preguntas que su médico puede hacer. Un capítulo incluye lo que debe saber de inmediato, además de otra información que le ayudará en su condición de diabético. Se detallan las dietas y otros tratamientos. El resto del libro recomienda cómo mantenerse saludable y aprender a convivir con la diabetes.

El orden en que se escribió este libro se diseñó para que lo sigan las personas a quienes recién les diagnosticaron diabetes, por lo tanto, los lectores que ya tienen experiencia con la diabetes pueden ir directamente a las secciones relacionadas con disfrutar la vida con diabetes (viajar, hacer deportes y demás), aspectos específicos del tratamiento, autocontrol o lesión de los tejidos. Cada capítulo puede leerse por separado.

Empleo términos médicos adecuados a lo largo del libro, siempre con explicaciones, para que el diabético comprenda cualquier tecnicismo que encuentre en el consultorio o clínica. También cuenta con un glosario al final. Asimismo, para mayor precisión, este libro incluye historias de personas con diabetes. Son historias basadas en la vida real, pero se han alterado los nombres para proteger a los colaboradores.

En todo el texto doy por hecho que su médico es hombre, su enfermera o dietista mujer y cosas así, esto con el fin de evitar escribir él/ella a lo largo del libro. Pero su médico puede ser una mujer —como yo—, y quizá lo asista un enfermero o un dietista. He optado por lo primero, sin afán de ofender a las personas del sexo opuesto.

Esta obra es una receta médica sobre algunas formas de evaluar y ayudar a personas con diabetes (alrededor de 150 millones en el mundo) y decenas de miles de médicos con un interés especial en tal enfermedad. La persona que más sabe de su diabetes es usted y el equipo que le ayudará a cuidarla. El médico que consulte le aconsejará sobre su condición personal. Si surgen preguntas sobre lo que lea en este libro u otros aspectos, por favor comuníquese de inmediato con su equipo de atención de la diabetes. Recuerde, el cuidado de la diabetes es un campo que evoluciona con rapidez. Pídale a su equipo de atención que le ayude a actualizarse con ideas nuevas.

Los comentarios sobre medicamentos, efectos y dosis debe consultarlos con su médico. No altere su tratamiento sin consultarlo, su doctor estará encantado de hacerlo.

No hubiera podido escribir este libro sin el apoyo y el estímulo de miles de personas con diabetes que compartieron conmigo sus experiencias y su amistad durante años. Una de ellas, quien asistió a un curso de Límites externos de la British Diabetic Association con un grupo de personas con diabetes dijo: "Me siento más confiado acerca de ser diabético. No voy a dejar de hacer nada en la vida que quiera hacer. El ser diabético me hizo una persona más fuerte. Soy feliz y optimista sobre mi futuro como diabético". Alguien más dijo: "La diabetes no es el problema que las personas creen que es. No es el final. Es el comienzo".

Capítulo 1
Los síntomas de la diabetes

Los síntomas son sensaciones no comunes o los cambios corporales que percibe. ¿Cómo sabe si tiene diabetes? ¿Cómo se siente?

¿CUÁLES SON LOS SÍNTOMAS DE LA DIABETES?

Nada en absoluto

Muchas personas no sienten nada en absoluto. Acuden con su médico para hacerse una revisión de rutina y se sorprenden al descubrir que hay glucosa en su orina y, después, se les informa que tienen diabetes. "¿Pero cómo puedo ser diabético? No me siento mal", preguntan. Algunos rememoran y se dan cuenta de que, después de todo, no se sienten bien. Aunque muchas personas no se percatan del desequilibrio de su cuerpo. Por desgracia, aún cuando no se sienta mal, debe tomar en serio su diabetes.

La sed

La sed o polidipsia (*poli*: mucho; *dipsia*: sed) es un síntoma típico de la diabetes. Siente su boca como el desierto del Sahara y hacen falta muchos litros de agua para saciar la sed.

Joe tenía 23 años cuando desarrolló diabetes. En la semana anterior a su diagnóstico despertaba y tomaba un vaso de agua, después tomaba tres tazas de té en el desayuno. Trabaja en una construcción y lleva dos botellas grandes de Pepsi en la mañana. A la hora del almuerzo estaban vacías y compraba otras bebidas en la tienda de la esquina —seis cajas pequeñas de jugo y cuatro latas de gaseosa para la tarde—. En casa tomaba seis o siete tazas de té y media docena de cervezas y todavía se llevaba una jarra de agua a la cama para la noche.

No todas las personas tienen tanta sed como Joe, a pesar de que muchas adquieren el hábito de tomar bebidas adicionales durante sus descansos o a la hora de sus alimentos.

La poliuria

Esto significa orinar demasiado (*poly*: mucho; *uria*: orina). Puede tener la necesidad de orinar con frecuencia y hacerlo en grandes cantidades. ¿De dónde surge? Casi todas las personas creen que se debe a que toman demasiados líquidos. Pero se trata de otra cosa. Los altos niveles de glucosa en la sangre de un diabético se filtran en la orina y la convierten en almíbar. Esto provoca que salga agua del cuerpo mediante la producción de grandes cantidades de orina y genera la sensación de sed.

La señorita Green cuidaba a su madre de 84 años, quien temblaba al caminar y cuya vejiga había funcionado de manera inestable durante años. Por lo general, su madre dormía bien, pero una noche despertó a su hija: "Lo siento querida", dijo, "mojé la cama. Tenía tantas ganas de ir y simplemente no pude llegar al baño a tiempo". "No importa, mamá", respondió la señorita Green, mientras sacaba una sábana limpia del armario. Pero esto sucedió durante varias noches, así que la señorita Green llamó al médico. Desde entonces, la diabetes de su madre fue tratada y no hubo más camas húmedas.

Si padece de diabetes, la poliuria persistirá día y noche. En las personas débiles y de edad avanzada o en niños pequeños esto provoca que, de vez en cuando, mojen la cama. La poliuria es inconveniente para todos: usted debe ubicar dónde se encuentran los sanitarios en las estaciones del tren y en las zonas comerciales.

Pérdida de peso

La glucosa, la forma simple del azúcar que podemos comer directamente o como derivado de los alimentos con dulce o almidón, es el combustible principal del cuerpo. Las personas sin tratamiento de diabetes no utilizan en forma adecuada esta glucosa: se acumula en la orina y se expulsa del cuerpo, por lo cual se desperdicia. De tal forma que los tejidos se adelgazan en un intento por proveer combustible al cuerpo. Usted pierde peso de manera gradual.

Doris, de 56 años de edad, a últimas fechas se sentía muy indispuesta. Tenía mucha sed y era incómodo tener que levantarse al baño a media noche. Pero comía bien, por lo que no creía que estuviera tan mal. Un fin de semana decidió limpiar su guardarropa. Decidió probarse un traje azul que durante años no había utilizado, antes de dárselo a una institución de beneficencia. El traje le ajustaba a la perfección —de hecho, hasta le quedaba un poco flojo—. Doris estaba encantada. No fue sino hasta que se revisó la presión sanguínea con su médico, meses después, cuando se dio cuenta de que había perdido casi diez kilos de peso del año anterior. Entonces su médico le diagnosticó diabetes.

A pesar de tener buen apetito, la diabetes es una de las causas de pérdida de peso. Por lo general, muchas personas tienen una exacerbada inclinación por los alimentos azucarados.

Estreñimiento
Conforme usted genere más y más orina, se dificulta cada vez más soportar la pérdida de líquidos. Su cuerpo comienza a deshidratarse. Esto favorece el estreñimiento.

Cansancio, malestar, debilidad
El malestar es una inquietud o sentimiento inexplicable de que algo no está bien. La diabetes puede hacerle sentir cansado y que le falta energía, es decir, débil. Puede sentir que no es fácil el simple hecho de salir de la cama. Puede sentirse tan cansado que necesita irse directamente a la cama al regresar del trabajo.

Hormigueo
Los cambios químicos de la diabetes alteran la función de los nervios, los conductos que llevan las señales eléctricas del cerebro al cuerpo, por lo que se siente hormigueo o adormecimiento de manos y pies. Por lo general, esto mejora con el tratamiento de la diabetes.

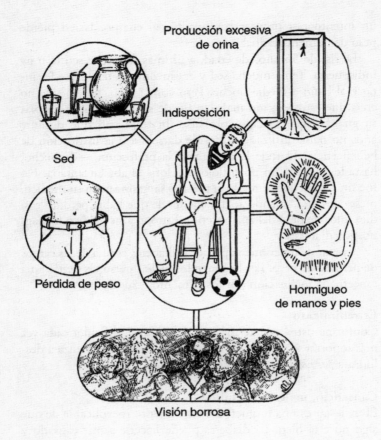

Producción excesiva
de orina

Indisposición

Sed

Pérdida de peso

Hormigueo
de manos y pies

Visión borrosa

Infecciones

La señora Bibi tiene 42 años y trabaja en la tienda de frutas y verduras de la familia. Una noche, al ayudar a descargar la camioneta, se rasguñó el pie con una caja de manzanas. Se lavó la herida, se le olvidó muy pronto y siguió atendiendo el negocio. Dos días después, comenzó a dolerle el pie; al revisar la herida, comenzó a salirle pus y lo tenía rojo e inflamado. Su médico le dijo que tenía una infección y le recetó antibióticos; pero ésta cedía con mucha lentitud; estudios posteriores revelaron que tenía diabetes. Una vez que inició el tratamiento la infección sanó.

Todos nuestros mecanismos de defensa funcionan mejor en un ambiente químico normal. Si la química del cuerpo se altera, será incapaz de combatir una infección adecuadamente. En la diabetes sin control, los glóbulos blancos que buscan y destruyen las bacterias no se mueven tan bien como lo hacen en una situación normal, razón por la cual las bacterias se multiplican.

Entre las infecciones comunes en diabéticos sin diagnóstico previo destacan los furúnculos o ganglios infectados, abscesos, infecciones respiratorias y del tracto urinario (como la cistitis) y las aftas. Estas últimas causan secreciones, comezón (prurito) y úlceras alrededor de la vagina (vulvitis o vaginitis) o en el pene (balanitis). Una vez que la diabetes se controla, la crema fungicida alivia la comezón. Cualquier infección puede ser peor o tardar más tiempo en curarse en las personas con altos niveles de glucosa en la sangre debido a la diabetes.

Visión borrosa

Al disolver el azúcar en agua, ésta se espesa y se almidona; la glucosa en la sangre altera su consistencia. El cuerpo equilibra esto hasta cierto punto, pero los elevados niveles de glucosa alteran por completo la función de algunos componentes corporales, por ejemplo, el cristalino del ojo. Sus propiedades para enfocar se alteran y la visión se vuelve borrosa o confusa. Conviene esperar hasta que comience el tratamiento de la diabetes y la visión se estabilizará antes de comprar unos nuevos lentes.

Austin estaba harto de sus lentes; no podía ver los papeles con claridad y en realidad le costaba trabajo leer. Al parecer necesitaba un nuevo par con más aumento. Fue con un oftalmólogo y le dio una nueva prescripción. También escogió un nuevo y sofisticado armazón; muy caro por cierto, pero estaba complacido con el resultado (aunque sólo duró dos semanas); luego su visión cambió de nuevo. La diabetes se le diagnosticó después de una minuciosa revisión médica. Ya bajo tratamiento, se le corrigió la visión borrosa y los viejos anteojos le funcionaron.

EL PATRÓN DE LOS SÍNTOMAS

¿Cuántos síntomas?

Todos somos diferentes. No espere sentir los mismos síntomas. Algunas personas no experimentan ninguno. Por lo general, la sed y la poliuria aparecen juntas. Una vez que su diabetes está en tratamiento, los síntomas desaparecerán.

¿Qué tan pronto aparecen los síntomas?

En las personas jóvenes, los síntomas aparecen durante días o semanas; pueden ser muy graves. Casi siempre es muy obvio que algo anda mal. En las personas de edad avanzada, el inicio de la diabetes suele ser muy sutil. Puede tomar semanas o meses para que una persona se dé cuenta de que algo anda mal. Un hombre tuvo los típicos, aunque poco fuertes, síntomas de diabetes durante catorce años, antes de que buscara ayuda médica y se realizara el diagnóstico. Lo que es triste y común es que las personas tengan un incremento gradual de glucosa en la sangre que no habían notado. De una gran cantidad de estudios, ha quedado patente que muchas personas han tenido diabetes durante años, antes de que se les diagnosticara. Una tercera parte de personas a quienes recientemente se les diagnosticó diabetes tipo 2 muestran evidencias de daños en los tejidos por diabetes. Si usted o los miembros de su familia sospechan que tienen diabetes, acuda de inmediato con su médico para hacerse un estudio de glucosa en la sangre.

RESUMEN

- Un síntoma es algo anormal que usted observa en sí mismo.
- Entre los síntomas de la diabetes están la sed (polidipsia), la poliuria, la pérdida de peso, el estreñimiento, las infecciones graves o que tardan en curarse, los hormigueos en manos o pies y la visión borrosa.
- Algunas personas no sienten ningún síntoma.

CAPÍTULO 2

El diagnóstico de la diabetes

EL PRIMER CONTACTO

Existen muchos factores para el diagnóstico de la diabetes. Con frecuencia, el médico que sospecha que usted pueda tener diabetes no es quien atenderá su enfermedad a largo plazo. Sin embargo, conforme los médicos comenzaron a realizar exámenes más detallados, cada día es más probable que su médico general sea quien descubra que usted padece diabetes y después dirija su tratamiento de manera parcial o completa.

Una revisión de rutina en una persona sana

Los estudios de glucosa en la orina forman parte de la revisión de casi todos los hombres y mujeres sanos. Dicho estudio, pero en la sangre, también se incluye en las pruebas médicas de una empresa o una aseguradora. Casi todas las personas que no llevan un tratamiento para su diabetes tienen glucosa en la orina mas no todas las que tengan glucosa en la orina tienen diabetes. Un médico que no sea el que regularmente atiende su salud, con seguridad lo enviará de nuevo con su médico de cabecera para solicitarle más estudios.

Una consulta médica por síntomas de diabetes

Si tiene alguno de los síntomas descritos en el capítulo 1, sobre todo sed y poliuria, es probable que su médico general verifique si tiene diabetes. Si le confirma el diagnóstico, lo canalizará a una clínica especializada en diabetes para una mayor atención o, si está capacitado para atenderla, le brindará la atención necesaria. De cualquier manera, le dará una explicación inicial sobre lo que es la diabetes y cómo debe cuidarse.

Una consulta médica por otro motivo

Algunos pacientes descubren que son diabéticos a causa de una revisión inicial que los médicos u hospitales realizan en personas que acuden para consultarlos sobre alguna otra causa. He visto personas con diabetes que al principio fueron canalizadas con un urólogo (especialista en padecimientos de las vías urinarias) por orinar con frecuencia; oftalmólogos (médicos de los ojos) debido a una visión borrosa; dentistas, por sentir la boca seca; dermatólogos (médicos de la piel) a causa de infecciones periódicas y demás. Los pacientes ingresan con infecciones graves y se les diagnostica diabetes por casualidad. Algunas veces, a las personas se les atiende por primera vez debido a complicaciones en los tejidos a causa de la diabetes (véase el capítulo 12). El problema es que todos los síntomas de la diabetes, salvo la sed y la poliuria, no son específicos, ya que algunos son comunes. Casi todas las personas que sienten cansancio no son diabéticas.

EL DIAGNÓSTICO DE DIABETES

El punto donde se confirma el diagnóstico de la diabetes es variable. El diagnóstico formal requiere de uno o más estudios de sangre. Hasta que esto se realice, usted sabrá con seguridad que padece diabetes. La mayoría de médicos no canalizan a un paciente a una clínica especializada en diabetes hasta no haber confirmado el diagnóstico de esta forma.

**El mantenimiento de un nivel
normal de glucosa en la sangre**

Por lo general, la sangre mantiene un nivel de glucosa sanguínea de 63 a 140 miligramos de glucosa en cada decilitro de sangre. Esto se escribe así: 63-140 mg/dl. En otros países, la concentración de glucosa en la sangre se mide en milimols (una medida) por litro; 18 mg/dc equivalen a 1 mmol/l, y el rango normal es de 3.5-7.8 mmol.

El cuerpo se esfuerza por mantener esta normalidad. Si algo falla, se activan muchos mecanismos para regresar a su estado normal. Este proceso se llama homeostasis.

LA GLUCOSA EN LA ORINA

El sistema de filtración del riñón es una de las formas en que el cuerpo intenta mantener un nivel normal de glucosa en la sangre. En casi todas las personas, los riñones no permiten que la glucosa se filtre en la orina, si la concentración en la sangre está por debajo de los 140 mg/dl. Si tiene diabetes, la glucosa en la sangre se eleva. Las causas de esto se explican en el capítulo 4. Conforme el nivel de glucosa se eleva sobre 140 mg/dl, después sobre 180 mg/dl o más, la glucosa comienza a filtrarse en la orina. La glucosa sanguínea que provoca esto se llama umbral de riñón o umbral renal. Por lo general, este umbral es de 180 mg/dl. Entre más elevada sea la glucosa sanguínea, más glucosa habrá en la orina. En su camino por el sistema de filtración del riñón, esta orina almidonada acarrea agua.

La orina fluye por los canales de salida de los riñones (llamados uréteres) para almacenarla en la vejiga. Cuando la vejiga está llena, sus paredes se expanden y usted siente deseos de orinar. Los grandes volúmenes de orina que produce una persona con diabetes llenan y expanden la vejiga constantemente.

Ahora puede darse cuenta de que la concentración de glucosa en la orina depende de muchos factores. ¿Hasta qué punto el riñón comienza a permitir que se filtre la glucosa en la orina?, ¿cuánta agua se mezcla con la glucosa?, ¿cuánto tiempo se queda la orina en la vejiga antes de evacuarla? La cantidad de glucosa filtrada por los riñones varía de una hora a otra.

El umbral renal para la glucosa
Si una persona tiene un bajo umbral para la glucosa, en la orina aparecerá una concentración de glucosa sanguínea de, por ejemplo, 108 mg/dl. Esta persona no es diabética, pero su orina dará

un resultado positivo en un estudio de glucosa. Esta condición se conoce como glucosuria (*glicos*, glucosa; *uria*, en la orina). A estas personas se les considera, erróneamente, como diabéticos. Esta es una razón por la que es esencial confirmar el diagnóstico de la diabetes con un estudio de sangre.

Si una persona tiene un alto umbral para la glucosa, digamos 288 mg/dl, su orina estará libre de glucosa hasta que su nivel se ajuste. Además, en este caso, un estudio negativo de orina no quiere decir que estén exentos de diabetes. La glucosa sanguínea varía todo el tiempo. Algunas veces está por encima del umbral renal y otras veces por debajo. Por todas estas razones, los estudios de orina pueden alarmar al médico por la posible presencia de la diabetes, aunque no esté diagnosticada. Un estudio negativo de orina no la descarta.

LA GLUCOSA EN LA SANGRE

Realización de una prueba de sangre

Muchas personas se asustan por tener que hacerse una prueba de sangre. De vez en cuando, la ansiedad se sale de proporción por la corta duración del estudio. No tiene que preocuparse en absoluto —la molestia es semejante a hacerse una cortadura al rasurarse o pincharse con la espina de una rosa—. Cuando llegue al consultorio u hospital, le piden que se enrolle la manga, que se siente con el brazo recargado sobre la mesa; le ponen temporalmente una liga alrededor del antebrazo para realzar las venas. Algunas personas limpian la piel con alcohol, otras no. La persona que toma la muestra ejerce un poco de presión sobre la piel y la atraviesa con la aguja. Se siente un piquete durante muy poco tiempo conforme atraviesa la dermis, pero en casi todos los casos eso es lo único que se percibe y, en unos segundos, ya le tomaron la muestra de sangre. Le dan un trozo de algodón para presionar la vena. Mantenga su brazo extendido y presione con firmeza durante un minuto (al doblar el brazo se tuerce la vena y puede dañarla), y eso es todo. Algunos consejos:

manténgase abrigado hasta antes de que le tomen la muestra (esto permite que localicen sus venas con facilidad); relájese al tomar asiento y respire profundo si está nervioso; concéntrese en sus vacaciones de verano (si se relaja, le dolerá menos). Si ya tiene experiencia en estas pruebas de sangre y tiene una buena vena en particular, muéstrela a la persona que toma las muestras.

¿Qué sucede con la sangre?

La muestra se coloca en un envase pequeño que contiene un químico para conservar la glucosa. El envase se etiqueta cuidadosamente con su nombre, número (si está en un hospital) y la fecha. Después, se envía al laboratorio junto con la solicitud de su médico. (Revise la solicitud cuando éste se la entregue. Asegúrese de que sean correctos su nombre y demás detalles.) En el laboratorio, la recepcionista verifica si la muestra y la solicitud coinciden y les asigna un número de prueba de laboratorio.

Después, un técnico coloca el envase en una centrifugadora para que gire y se puedan separar las células sanguíneas del fluido donde flotan (plasma). Luego se coloca el plasma en un analizador (por lo general como parte de una línea automática de muestras) que mide la concentración de glucosa en el plasma. Después, el resultado se revisa y se imprime o se escribe en un informe; mismo que se envía a su médico o a la secretaria de éste. Él separa este informe de los demás que recibe a diario (en mi consultorio llegan algunos cientos de informes a diario) y lo compara con sus anotaciones.

La concentración de glucosa en el plasma

Antes, hablé vagamente de esto como el nivel de glucosa. Existen pequeñas diferencias entre las concentraciones totales de la glucosa y las concentraciones de glucosa sanguínea. También hay diferencias entre las concentraciones de glucosa en una muestra con un pinchazo en el dedo y una que se toma de manera simultánea de la vena.

La sangre, llena de glucosa, oxígeno y otros nutrientes, llega a diferentes partes del cuerpo por las arterias, que se dividen en

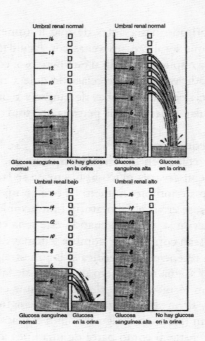

Diferencias en los umbrales renales.

pequeñas ramificaciones. Al final, éstas se convierten en capilares que conducen los nutrientes a los tejidos. Las sustancias desechadas se filtran de los tejidos por vasos pequeños que se conectan con las venas. Al pinchar un dedo, se obtiene sangre de los capilares. Los tejidos absorben una parte de la glucosa, al mismo tiempo que fluye la sangre por las venas. Casi todos los laboratorios miden la glucosa sanguínea, por esta razón, a lo largo de este libro, hablo de los niveles de glucosa que se toman de la vena y se envían al laboratorio. Las pruebas con un pinchazo en un dedo, miden la glucosa sanguínea de los capilares.

Existen cuatro categorías de la concentración de la glucosa sanguínea: normalidad, alteración de la glucosa en ayunas, alteración de la tolerancia a la glucosa y diabetes. Es evidente que, si come algo, absorbe la glucosa de los alimentos y es probable que la glucosa sanguínea se eleve como si estuviera hambriento.

Por lo tanto, es importante saber si está en ayunas (por ejemplo, si no ha comido o bebido nada, excepto agua durante catorce horas) o si es una muestra de sangre aleatoria.

Normal
• En ayunas, una concentración de glucosa sanguínea por debajo de 110mg/dl.
• En un estudio aleatorio, una concentración de glucosa sanguínea por debajo de 110 mg/dl.

Alteración de la glucosa en ayunas
• En ayunas, una concentración de glucosa sanguínea entre 110 y 124 mg/dl.

Alteración de la tolerancia a la glucosa
• En ayunas, una concentración de glucosa sanguínea por debajo de 126mg/dl.
• En un estudio aleatorio, una concentración de glucosa sanguínea entre 140 y 200 mg/dl.

Diabetes
• En ayunas, una concentración de glucosa sanguínea por encima de 126 mg/dl o más.
• En un estudio aleatorio, una concentración de glucosa sanguínea por encima de 200 mg/dl.

Si se presentan los síntomas de la diabetes, basta una prueba sanguínea en ayunas o aleatoria para confirmar el diagnóstico. Si no tiene síntomas, el diagnóstico de la diabetes sólo puede realizarse con al menos dos estudios sanguíneos confirmatorios, por separado.

Muchas personas se practican estudios detallados de tolerancia a la glucosa porque es posible tratar las anormalidades en la glucosa más sutiles. Se realiza un estudio oral de tolerancia a la glucosa (EOTG) si la glucosa en ayunas es de 110-124 mg/dl (alteración de glucosa en ayunas). Debe continuar con su dieta habitual (es decir, sin restricciones en alimentos azucarados) durante el día anterior, debe ayunar durante 8-14 horas antes del estudio (beber agua), debe permanecer así hasta que se realice el estudio y no fumar. Se le practicará un estudio venoso de glucosa sanguínea al inicio y después se le darán 75 g de glucosa en una bebida. Dos horas después se le tomará una muestra de glucosa sanguínea.

Si en dos horas la glucosa está en 200 mg/dl o más, tiene diabetes.

Si en dos horas la glucosa está entre 140 y 199 mg/dl, tiene alteración en la tolerancia a la glucosa.

La alteración de la glucosa en ayunas

En la actualidad, esta condición se define como glucosa en ayunas entre 110 y 124 mg/dl. Existe un mayor riesgo que otras personas de que tenga alteración en la tolerancia a la glucosa y puede desarrollar diabetes. Debe comer más saludable, mantener un peso adecuado a su estatura y hacer ejercicio con regularidad. Asegúrese de realizarse un estudio de glucosa sanguínea en ayunas una vez al año.

La alteración en la tolerancia a la glucosa

Esto se define como una glucosa sanguínea en ayunas por debajo de 126 mg/dl y una glucosa, dos horas después de haber tomado 75 g de glucosa, de 140-199 mg/dl. Tan sólo 10 por ciento de personas con alteración en la tolerancia a la glucosa desarrollan diabetes cada año. Las personas con alteración en la tolerancia a la glucosa también tienen un alto riesgo, como las personas normales, de desarrollar obstrucción de las arterias (arterosclerosis) y, por tal motivo, ataques al corazón, apoplejía y otros problemas circulatorios. Un estudio en Estados Unidos, realizado en 3234 personas con alteración en la tolerancia a la glucosa, se denominó Programa de Prevención de la Diabetes (PPD). Demostró que quienes hacían ejercicio durante media hora al día y llevaban una dieta para bajar de peso, disminuyeron el riesgo de desarrollar diabetes en 71 por ciento. La metformina, un medicamento que se utiliza para reducir los niveles de glucosa en personas con diabetes también detiene el desarrollo de la diabetes, pero es más recomendable hacer ejercicio y bajar de peso. También debe dejar de fumar y revisar sus niveles de colesterol.

¿Y ahora qué?
Si le diagnosticaron diabetes, debe recopilar la siguiente información:

• Un registro minucioso de sus síntomas de diabetes (si los hay).
• Un estudio de glucosa sanguínea (si tiene síntomas) o dos (si no los tiene) anotado en su registro de salud.

El siguiente paso es buscar a la persona que lo evaluará a usted y a su diabetes en general y quien lo atenderá.

Las personas diabéticas tienen el derecho de consultar a un médico especialista en su padecimiento. Este médico puede ser su médico general o uno de sus colegas, aunque lo más recomendable es que acuda a un hospital especializado en diabetes, donde los especialistas trabajan en una clínica para diabéticos. Por desgracia, en algunos lugares no existe este servicio especializado.

De cualquier manera, su médico general estará pendiente del cuidado de su salud; es importante que comente todo con él y que lo mantenga informado. En la actualidad, casi todos los hospitales para diabéticos comparten la supervisión de la diabetes con el médico general de cada paciente, y esta asociación resulta muy benéfica para el paciente.

RESUMEN
• Existen muchos medios para diagnosticar la diabetes.
• Se sospecha de diabetes cuando se detecta glucosa en la orina, pero eso no representa un diagnóstico. Algunas per-

sonas sin diabetes filtran glucosa en su orina; otras, con diabetes, no.

• El criterio que debe aplicarse para diagnosticar diabetes es una concentración de la glucosa sanguínea en ayunas por encima de 126 mg/dl, o un estudio aleatorio con una concentración de la glucosa sanguínea por encima de 198 mg/dl. Se requieren estos dos valores para diagnosticar diabetes en una persona que no presenta síntomas de esta condición.

CAPÍTULO 3
La valoración de una persona con diabetes

Su médico querrá escuchar su historial, hacerle algunas preguntas y examinarlo periódicamente.

SU HISTORIAL

Informe a su médico todos los detalles que haya notado; si puede, sea específico sobre sus síntomas. Con frecuencia ayuda mencionar primero los síntomas relevantes y después dar más detalles, si es necesario. ¿Recuerda durante cuánto tiempo los síntomas le han causado molestias?, ¿qué tan graves son?, ¿obstaculizan su vida?, ¿los ha tenido antes?

Por ejemplo: "En los últimos dos meses he tenido sed, bebo demasiada agua y orino demasiado. Bajé unos 6 kilos de peso".

Si su médico le solicita más detalles, usted puede agregar: "He tenido mucha sed en los últimos dos meses. A últimas fechas tomo tres jarras grandes de agua y mucho té. También tengo sed por la noche. Voy al baño cada una o dos horas y orino demasiado cada vez. No duermo muy bien porque debo levantarme para ir al baño. Hace seis meses pesaba 66 kilos y anoche sólo pesaba 60".

Pero no es necesario tener síntomas. No todas las personas con diabetes los manifiestan. También es importante que le mencione a su médico sobre cualquier otro síntoma, incluso si cree que no está relacionado con su diabetes. Tal vez no crea que una pequeña herida y el adelgazamiento de la piel pudieran relacionarse con la diabetes, aunque sí podrían, si ha tomado tabletas de esteroides, ya que éstos predisponen la diabetes y lesiones menores.

¿Quién es usted y a qué se dedica? Esto ayuda a su médico a saber qué tipo de persona es usted y qué trabajo desempeña. Puede preguntarle cómo es su trabajo: si es pesado o si varía su horario. ¿Tiene un horario regular o trabaja durante la noche?, ¿tiene responsabilidad sobre la vida de otras personas?, ¿trabaja por su propia cuenta?, ¿la diabetes obstaculiza algún aspecto de su vida?

El historial médico previo

Es importante que informe a su nuevo médico sobre su historial médico. Esto incluye enfermedades relevantes y cualquier operación. Por lo general, los médicos preguntan sobre tuberculosis, fiebre reumática, epilepsia, padecimientos renales, problemas cardiacos, y es de gran ayuda saber sobre trastornos de la tiroides y anemia perniciosa, u otros trastornos del sistema inmunológico, pancreatitis o cirugía del páncreas.

El historial obstétrico

¿Cuántos embarazos ha tenido y cuántos bebés?, ¿cuánto pesaron sus bebés? Con frecuencia, las mujeres diabéticas tienen un historial de bebés grandes. ¿Tuvo diabetes o intolerancia a la glucosa durante el embarazo?

El historial familiar

¿Alguna persona de su familia tiene diabetes, o sabe de alguien que la haya tenido en el pasado? La diabetes se hereda entre los familiares.

Los medicamentos y las alergias

Por medicamentos me refiero a cualquier medicina o remedio en cualquier método —inyecciones, pastillas, cápsulas, tabletas, mezclas, elíxires, extractos de hierbas, vitaminas, ungüentos, pociones—. Es muy peligroso que no le diga a su médico acerca de lo que toma, ya que puede reaccionar de manera negativa con algo que le recete. Algunos medicamentos favorecen la diabetes o la empeoran. Esto incluye los esteroides (por ejemplo, prednisolona) y los diuréticos de tiazida (tales como la bendrofluazida o el modurético) que se utilizan en el tratamiento de la presión sanguínea alta o de la inflamación de tobillos.

Algunas personas, sobre todo en Asia, tienen un médico tradicional y un médico del sistema de salud. Algunos remedios tradicionales aminoran la glucosa sanguínea ligeramente: por ejemplo, la carela. El problema con casi todos los remedios con hierbas es que pueden contener residuos tóxicos y que la dosis de cualquier ingrediente activo es variable. Otras personas acuden con médicos homeópatas o especialistas en medicina alternativa. Señale a cada practicante si está consultando a otro. Nunca suspenda su medicación sin consultarlo con su médico; puede hacer que su enfermedad se vuelva grave.

Si ha tenido alguna reacción negativa a algún medicamento o medicina es fundamental que le informe a todos los médicos que consulte sobre esto. Estas reacciones negativas o alergias pueden aparecer como salpullido al tomar penicilina, irritaciones en la piel causadas por el uso de yeso o algo más severo.

Las comidas y las bebidas

Su doctor le preguntará sobre los tipos de alimentos que consume con regularidad, aunque es probable que deje las preguntas más detalladas para el dietista. ¿Tiene algunas costumbres religiosas o morales que le impiden comer ciertos alimentos? También es de mucha ayuda saber si tiene horarios habituales para comer o si no es posible saber cuándo va a comer o si no va a hacerlo.

¿Bebe alcohol? Y, de ser así, ¿cuánto?, ¿toma demasiado alcohol o solía beber en exceso en el pasado? Es muy importante que sea sincero; en grandes cantidades, el alcohol puede dañar el páncreas y favorecer la diabetes, al igual que otras condiciones, por las que es importante que se someta a un examen.

Los cigarrillos

Fumar causa muchos padecimientos distintos. Todos los médicos le preguntarán si fuma.

Su salud en general

Las personas que se realizan una revisión médica completa por primera vez, con frecuencia se desconciertan por las preguntas que les plantea el médico. Si consulta a un médico porque está orinando demasiado, las preguntas sobre el dolor del pecho y tos pueden parecerle extrañas en este caso. Pero quizá presente síntomas que haya olvidado o que a usted le parecen insignificantes, esto ayudará a que el médico realice el diagnóstico. No obstante, muchas personas responden "no" a casi todas estas preguntas "de exploración".

LA AUSCULTACIÓN

Casi todos los médicos le piden que se desnude por completo. No se quite los calzoncillos, a menos que se lo soliciten específicamente. Indique al médico si su religión le permite mostrar sus piernas o si tiene otras restricciones. Casi todas las clínicas y hospitales tienen médicas que la examinan si lo prefiere, pero tendrá que esperar hasta encontrar alguna. De igual modo, si prefiere consultar a un médico, solicítelo. Mencione también si desea que un familiar o un amigo lo acompañen. Los médicos acostumbran examinar a sus pacientes mientras permanecen al lado derecho de usted y, por lo general, le piden que se recueste sobre una camilla para revisarlo con más facilidad. No dude en pedirle ayuda para desvestirse o para recostarse o levantarse de la camilla —siempre habrá alguien dispuesto a ayudarlo—. Para el médico será más sencillo examinarlo si se relaja, aunque todos los médicos comprenden que es casi seguro que usted no esté relajado por completo. Intente calmarse, respire profundo y deje que sus músculos se relajen.

LAS SEÑALES DE LA DIABETES

El comportamiento general y la apariencia

Es posible que su apariencia sea normal y no presente ninguna señal de que padece diabetes. Otras personas con diabetes pueden sentirse un poco cansadas y quizá alteradas o decaídas. Con los niveles de glucosa sanguínea altos y un grave desequilibrio químico, se llegará a sentir confundido, con la conciencia poco o muy nublada, aunque esto es poco común en personas a quienes recientemente se les diagnosticó diabetes.

Si ha perdido demasiados líquidos, estará deshidratado. Esto puede hacer que su lengua se seque y que la piel pierda su elasticidad normal. Muchas personas que no se someten a un tratamiento para la diabetes bajan de peso y esto se nota. Una adolescente delgada puede llegar a estar muy delgada en cuestión de semanas. Todo esto se normaliza cuando inicia el tratamiento de su diabetes. Algunas personas tienen manchas blancas por falta de pigmento —vitiligo—, una condición que se relaciona con trastornos inmunológicos, de los que la diabetes es uno de ellos. Las personas con alguna infección se ruborizan o se afiebran y les aumenta la temperatura.

Quizá tenga salpullido o manchas en la cara o en algún otro lugar. Algunas personas notan inflamaciones en sus párpados, cerca de la nariz (llamados xantelasmata) o pueden tener un anillo blanco alrededor del iris del ojo (llamado arco de la córnea). Estas son algunas señales de que su nivel de colesterol está elevado. Algunas personas padecen de otros problemas en la piel a causa de la diabetes.

El corazón y la circulación

Es probable que su frecuencia cardiaca sea normal (entre 60-90 latidos por minuto), aunque si se siente ansioso, enfermo, muy deshidratado o con un severo desorden químico, puede acelerarse. Sus arterias (los vasos sanguíneos que llevan oxígeno y sangre enriquecida con nutrientes del corazón a los tejidos) pueden estar enredadas y colapsadas, si tiene arterosclerosis u obstrucción de las arterias; fumar con regularidad la favorece, aunque la diabetes igualmente es causante. Si las arterias están bloqueadas, el médico no siente los pulsos en sus manos ni en sus piernas. Algunas veces es posible oír turbulencias en el flujo sanguíneo en áreas con arterosclerosis, al escuchar a través de un estetoscopio en el cuello o en la ingle, por ejemplo. Este sonido se conoce como "rumor".

Su presión sanguínea puede estar normal, baja o alta. Si está deshidratado, se le llega a bajar la presión y bajaría aún más si se levanta. Esto se llama hipotensión de la postura. La presión alta (hipertensión) es más común en personas con diabetes que en otras y requieren tratamiento. Hay quienes han padecido diabetes durante mucho tiempo, pero tienen una presión sanguínea normal o alta al sentarse o recostarse, y baja al levantarse (hipotensión por postura) ya que se lesionan los nervios que controlan los vasos sanguíneos y que responden a la gravedad.

Es probable que su corazón tenga un tamaño y un sonido normales. Si no sigue un tratamiento para la presión sanguínea durante algún tiempo, su corazón se agrandaría, debido a que tiene que bombear con mayor fuerza para superar la elevación de la presión en las arterias. En ocasiones, surgen soplos (turbulencias en el flujo sanguíneo a través de las válvulas del corazón); por lo general, son de poca importancia, pero indican que su arteria más larga, la aorta, tiene arterosclerosis.

Sus tobillos se inflaman si su corazón se debilita, por ejemplo, antes de un ataque al corazón. Aunque existen muchas causas por las que se inflaman los tobillos, las más comunes son por permanecer de pie todo el día con clima cálido.

Sus pulmones

Es probable que el médico revise que su respiración sea normal. Las personas que están muy enfermas y a quienes recientemente se les diagnosticó diabetes, tienen una respiración profunda y silenciosa, conocida como respiración Kussmaul, esto quiere decir que exhalan ácido del cuerpo y es una señal de que están muy enfermas. La respiración del paciente huele a acetona (gotas de peras o manzanas podridas). Esto es poco común.

Casi todas las personas con diabetes tienen una expansión normal del pecho y sus pulmones resuenan en forma normal (se revisan dando golpes ligeros en el pecho con un dedo), y su respiración se escucha normal. Si tiene una infección en el pecho, habrá señales en la revisión, incluyendo tos con flemas verdes. Los médicos las llaman "esputo".

El abdomen

Es la región que muchas personas la llaman barriga o estómago, pero, estrictamente hablando del estómago, es una bolsa interna que está a la izquierda, donde se guarda toda la comida que traga. El abdomen sólo puede revisarse si se recuesta y mantiene sus manos relajadas a los lados. Si tensa sus músculos, el médico no puede examinarlo. De vez en cuando, el hígado se agranda; esto se corrige con tratamiento. Puede sentir sensibilidad en la vejiga (en el bajo abdomen) o en el riñón (en sus costados o lomos) si tiene infección en las vías urinarias o en el riñón.

Si ha notado comezón, ardor o secreciones en el pene o en la vagina, el médico también revisará estas regiones y tomará muestras para enviarlas al laboratorio. Las muestras siempre revelan *Candida albicans* —el hongo de las aftas— que se controla con un sencillo tratamiento.

El sistema nervioso y los sentidos

Esto se refiere al cerebro y los nervios que lo cubren, como si fueran cables eléctricos. Casi todas las personas a quienes recientemente se les diagnosticó diabetes no presentan señales neurológicas anormales (relacionadas con el sistema nervioso). El detalle con el que debe examinarse el sistema nervioso depende, salvo alguna excepción, de su edad y sus síntomas.

Los ojos se dañan por la diabetes de muchas formas. La visión borrosa se debe a los cambios en la concentración de la glucosa sanguínea que reducen su agudeza visual (por ejemplo, la facilidad con que puede enfocar las letras). Por lo general, esto es temporal. Los cambios suceden en el fondo del ojo y el médico lo revisa con una linterna y una lente de aumento llamada oftalmoscopio. Pone unas gotas en sus ojos para ver con mayor facilidad el fondo de éstos.

Los nervios que llevan las señales de las manos y los pies al cerebro pueden lesionarse por la diabetes y esto significa que tendrá regiones entumecidas, específicamente los pies, o tener otros cambios en la sensibilidad. Algunas veces también se lesionan los nervios que ordenan a los músculos qué deben hacer.

Después de examinar la sensación y el movimiento de la cara, los brazos y las piernas, su médico revisa sus reflejos. Éstos se localizan en ambos brazos y piernas, y su médico aplica golpes ligeros en sus codos, muñecas, rodillas y tobillos con un martillo para tendones y observa si los músculos dan un tirón flexible. Esto muestra que las vías nerviosas están intactas.

Los pies

En particular, los pies son vulnerables si tiene diabetes. Su médico revisa la forma de sus pies y dedos, y las deformidades o las zonas de presión poco comunes. Busca lesiones, úlceras, infección y examina la textura de la piel en general. Siente los pulsos en el empeine y detrás del tobillo. Ya comenté la necesidad de examinar la sensación en los pies. Su médico también revisa qué tipo de zapatos usa.

Las articulaciones y los ligamentos

Se lesionan con la diabetes que se desarrolla a largo plazo, aunque es poco común observar problemas entre quienes recientemente se les diagnosticó diabetes.

Todas estas conclusiones se anotan. Después, el médico elabora un registro de todos los síntomas. Este es un ejemplo del historial que debe realizar cualquier médico.

JOAN HOPKINS, EDAD 42 AÑOS, ESTILISTA
El paciente refiere:
• Sed
• Poliuria
• Pérdida de siete kilos de peso
• Infección vaginal

Historial que refiere el paciente:
Normal hasta hace dos meses.

Desarrollo gradual de sed (lleva agua a la cama, lleva bebidas para hacer sus compras).

Orina en grandes cantidades durante el día (10-12 veces) y la noche (2-3 veces).

Pesaba 66 kilos en mayo, ahora en junio pesa 59.

Una semana con secreción vaginal blanca, irritación grave y dolor.

Historial médico previo:
Enfermedades menores.
Cirugía de várices.
Fractura del brazo derecho.

Historial obstétrico:
Dos embarazos.
Dos niños —Sarah pesó al nacer 3.2 kilogramos; John, 4.1 kilogramos.

Historial familiar:
Casada, su esposo hace instalaciones eléctricas.
Madre diabética (se controla con pastillas), su padre falleció de apoplejía a los 69 años.

Medicamentos:
Ninguno.

Alergias:
Ninguna, que ella sepa.

Dieta:
Vegetariana, aunque toma leche y come queso. Alcohol, 4-6 unidades a la semana.

Fuma:
Dejó de fumar hace cuatro años.

PREGUNTAS DIRECTAS

Sistema cardiovascular/respiratorio
Tos seca después de resfriado, en la actualidad. Por lo general, sin síntomas.

Sistema gastrointestinal
Peso bajo.
Buen apetito, gusto por los alimentos azucarados.
Ligero estreñimiento.
Ningún otro síntoma.

Sistema genital/urinario
Los síntomas urinarios se mencionaron antes.
Un poco de ardor para orinar, sin sangrado.
Infección o prurito en la vulva, se mencionó antes.
Periodos regulares.

Sistema nervioso
Ligera visión borrosa (un mes).
Ningún otro síntoma.

Sistema endocrino
Sin alteración en las glándulas tiroides o suprarrenales.

AUSCULTACIÓN
Cansada, indispuesta.
No tiene anemia, cianosis (tristeza), ictericia (irritabilidad).
No tiene xantelasmata o arco.
No tiene alargamiento en el nodo del ganglio linfático.
Pechos normales.

Sistema cardiovascular
Pulso 84 pulsos/mm, regular. Presión sanguínea 170/95 (baja y normal).

Carótida (arteria del cuello): pulsos normales, sin rumores.
Corazón no agrandado.
El corazón se escucha normal, ningún sonido adicional.
Sin evidencia de fallas cardiacas.
Presenta pulsos periféricos, regulares.

Sistema respiratorio
Frecuencia respiratoria 14/min.
Expansión normal, regular.
Resonancia en la percusión, regular.
La respiración se escucha normal, ningún sonido adicional.

Abdomen
Sin sensibilidad, sin cicatrices o marcas.
Sin expansión en el hígado, riñones o bazo.

Revisión vaginal
Infección parecida al requesón blanco (se tomó muestra), enrojecimiento del perímetro, en todo lo demás, examen normal.

Sistema nervioso
Ojos: enfoque visual izquierdo 6/9, derecho 6/9.
Cristalino normal.
Fondo del ojo normal.
Fuerza y sensibilidad normal en miembros superiores y posteriores.
Flexibilidad normal.

Pies/piernas
Ampolla en el dedo pequeño del pie derecho (por zapatos nuevos).
Cirugía de várices.
Uña encarnada en el dedo pulgar del pie izquierdo.
Sensibilidad y circulación normal.
En la siguiente sesión se realizarán algunos estudios.

ESTUDIOS

Concentración de glucosa sanguínea

Si el diagnóstico no se ha confirmado con una prueba de laboratorio de la glucosa sanguínea, debe realizarse.

Si conoce el diagnóstico, el médico todavía querrá revisar su nivel de glucosa el día de hoy. En la actualidad, casi todos los médicos revisan esto con un medidor personal.

Hemoglobina glucosilada

Ésta es una medida de larga duración del equilibrio de la glucosa. La hemoglobina es el químico que hace rojas a las células sanguíneas. Cuando la hemoglobina se mezcla con las células rojas, la glucosa se adhiere a ella. Este proceso se conoce como glucosilación. Entre más glucosa hay en la circulación, aumenta la proporción de hemoglobina glucosilada. Este tipo de hemoglobina se conoce como hemoglobina A_{1C} y por lo general representa menos de 7 por ciento de la hemoglobina total (algunos laboratorios tienen un intervalo normal distinto).

Otros estudios

Un conteo de sangre completo determina si tiene anemia o si tiene elevado el número de glóbulos blancos, lo que favorece una infección. Al medir el nivel de electrolitos sanguíneos se muestran los niveles de sal de su cuerpo. La urea y la creatinina evalúan el estado de hidratación y la función renal. El colesterol y los triglicéridos engruesan la sangre y aceleran la diabetes que no está bajo tratamiento. Se toma una placa de rayos X del pecho para descartar infecciones respiratorias y apreciar el tamaño del corazón. Un electrocardiograma muestra la función cardiaca. La evaluación microbiológica es una muestra de orina que determina una infección urinaria.

RESUMEN

• Informe a su médico (si es el caso) sobre lo todo que haya notado.

• Cuéntele su historial médico previo, su historial obstétrico y su historial familiar.

• Mencione la medicación que tiene y si es alérgico a algo.

• Describa sus hábitos de comida y sea honesto si fuma o ingiere alcohol.

• Su médico lo examinará con regularidad cuidadosamente para revisar su salud en general y los efectos (si es el caso) que la diabetes haya causado. Los detalles de la revisión pueden variar.

• Después le practicará algunos estudios para revisar el nivel de glucosa sanguínea y la hemoglobina A_{1C}.

Capítulo 4

¿Qué es la diabetes? ¿Por qué a mí?

Ahora sabe que tiene diabetes y se ha sometido a una cuidadosa valoración inicial. Pero ¿qué es la diabetes y por qué la padece?

¿QUÉ ES LA DIABETES?

La diabetes es una condición en la que la glucosa sanguínea está por encima del nivel normal, ya que el cuerpo no puede utilizar la glucosa que usted absorbe de los alimentos. El nombre lo creó Areto de Capadocia entre el segundo y tercer siglo d.C., surgió de la palabra griega *diabetes* que significa "sifón". "La diabetes es una enfermedad misteriosa... funde los músculos y las extremidades y los convierte en orina". Siglos después se descubrió que, en algunos tipos de diabetes, la orina es dulce como la miel (mellitus) y en otros, no (insipidus). Usted tiene diabetes mellitus. La insipidus se origina por la falta de la hormona que retiene el agua, la hormona antidiurética, y no tiene ninguna relación con la diabetes mellitus.

Es importante comprender que el problema no se debe sólo al equilibrio de glucosa sanguínea. La diabetes puede alterar casi todos los procesos químicos y tejidos del cuerpo. Es una alteración de varios sistemas. Por esta razón, su médico y su equipo de atención para la diabetes lo examinan con sumo cuidado. Muchas personas, incluso quienes han tenido diabetes durante años, no se dan cuenta de que no es sólo cuestión de llevar una dieta adecuada y tomar tabletas para la diabetes con el fin de corregir el aumento de la glucosa sanguínea. Por ejemplo, no relacionan las úlceras del pie con padecer diabetes; aunque todo forma parte de la misma condición. Usted y sus médicos deben estar pendientes de su cuerpo entero, no sólo de la glucosa sanguínea.

Por lo tanto, la verdadera definición de la diabetes mellitus es un trastorno crónico en varios sistemas que se caracteriza por una alta concentración anormal de glucosa en la sangre.

EL EQUILIBRIO DE LA GLUCOSA EN EL CUERPO

Los alimentos

Nosotros obtenemos la glucosa de los alimentos con carbohidratos que comemos. Estos alimentos almidonados o azucarados (como el pan, las papas, los frijoles, el arroz, la pasta, el azúcar, los caramelos, los dulces, las galletas) se procesan o cocinan en una infinita variedad de formas (por ejemplo, papas cocidas, puré de papa, papas fritas, hojuelas, papas fritas a la francesa, etc.) que comemos después, se convierten en una masilla al masticarlos y después los tragamos. En ese momento, las enzimas digestivas (químicos que descomponen los alimentos) de la saliva comienzan a trabajar en la comida. La masilla masticada baja por un canal o esófago al estómago (consulte el diagrama de la página 48). Ahí se bate y se mezcla con los jugos gástricos que contienen ácido. Esto elimina casi todas las bacterias y favorece la desintegración de los alimentos. El estómago envía la comida a la primera parte del intestino, el duodeno, donde los jugos gástricos del páncreas y la vesícula biliar (bilis) se mezclan con la comida. Conforme atraviesa el duodeno hacia el yeyuno y después al íleon, la comida se convierte en una sopa ligera que contiene sustancias cada vez más simples. Conforme la sopa de comida y los jugos gástricos atraviesan el intestino delgado (duodeno, yeyuno e íleon) las partículas simples en que se ha disuelto la comida, se absorben a través de la pared intestinal en la sangre. Esto incluye la glucosa, que es el azúcar simple en que se separan casi todos los carbohidratos. Otras azúcares simples son la lactosa (de la leche) y la fructuosa (de la fruta, aunque el azúcar de la fruta también se convierte en glucosa).

Los alimentos no digeribles, como la fibra y otros desperdicios se envían del intestino delgado al intestino grueso o colon, donde terminan de desecharse como heces.

La glucosa es el combustible principal del cuerpo. Conforme ésta se absorbe al intestino delgado, viaja por la sangre, aunque antes pasa por el hígado, que funciona como un depósito de glucosa. Casi toda la glucosa permanece en el hígado hasta que se requiera. Pero sin ayuda, la glucosa no puede salir de la sangre e introducirse en las células corporales (las unidades diminutas de que están hechos todos los tejidos del cuerpo).

El químico que permite que la glucosa penetre en las células del hígado y en otros tejidos se llama insulina. Se crea en el páncreas en grupos de células llamadas islotes de Langerhans, los cuales se diseminan en el páncreas entre el resto de células que se ocupan de producir jugos gástricos. Dentro de los islotes de Langerhans están las células beta, cuya función principal es producir insulina. No podrá ver su páncreas, o sentirlo, porque se esconde detrás del estómago y enfrente de la columna vertebral, al fondo del abdomen.

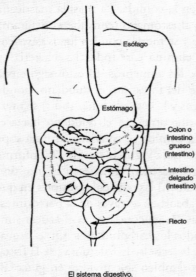

El sistema digestivo.

La insulina es una hormona, un químico producido en un grupo de células, que se libera en la sangre para facilitar los procesos en cualquier lugar del cuerpo. Se produce dentro de las células beta y se almacena como gránulos hasta que se utiliza. En una persona no diabética, la elevación de la glucosa activa un nervio específico y una señal química en el páncreas que estimula a las células

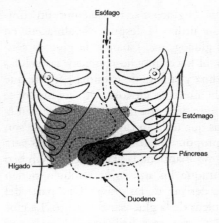

El páncreas en el abdomen.

beta para que liberen la insulina almacenada en la sangre. Una baja de la glucosa "detiene" la liberación de insulina.

La forma en que la insulina se conecta a las células del cuerpo y permite que la glucosa penetre, se ha investigado con detalle durante años de estudios minuciosos en todo el mundo. Sobre la superficie de casi todas las células hay áreas creadas de manera específica, llamadas receptores de insulina. Éstas están hechas de forma exacta para la insulina, de la misma forma en que una cerradura está hecha para una llave en particular. La insulina funciona como una llave. Cuando la llave de insulina penetra en la cerradura, se desata una cadena de cambios químicos en la pared de la célula y la glucosa atraviesa la pared celular, de la misma forma en que una llave abre una puerta.

Por lo tanto, sin insulina la glucosa no puede penetrar en las células del cuerpo, y la insulina no puede funcionar sin los receptores de insulina.

Las células son como pequeñas fábricas: tienen una variedad considerable de funciones.

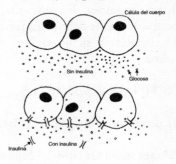

La presencia de insulina permite que la glucosa penetre en las células del cuerpo.

Una vez dentro de la célula, la glucosa se funde como un combustible o se almacena para utilizarla después. Se almacena en grupos grandes llamados glucógenos. Cuando la glucosa sanguínea baja, por ejemplo, al hacer mucho ejercicio, las células beta dejan de liberar insulina y la falta de insulina permite que el glucógeno se disuelva de nuevo en glucosa. De este modo, se utiliza o se libera en la sangre para que otras células también la puedan utilizar. Las células que utilizan casi toda la glucosa son los músculos. La glucosa proporciona fuerza para abrazar o para caminar al trabajo; asimismo mantiene la actividad de bombeo del músculo cardiaco. Aunque los músculos también tienen otros combustibles que se derivan de las grasas. Una parte del cuerpo depende por completo de la glucosa: el cerebro. La glucosa lo mantiene activo y crea esas brillantes ideas (y, en cualquier caso, también las que no son tan brillantes).

Por lo general, el cuerpo mantiene en equilibrio todos sus sistemas y, si alguno de estos procesos se desajusta, reacciona para regresarlo a la normalidad (homeóstasis). A través del complejo sistema de liberación de insulina y almacenamiento de la glucosa o dilución del glucógeno, el cuerpo mantiene los niveles de glucosa sanguínea entre 72 y 140 mg/dl, sin importar lo que haga. Un enorme chocolate azucarado o una carrera de 15 kilómetros no provocan ningún cambio mayor en el nivel de glucosa sanguínea. No obstante, si tiene diabetes, a menudo falla el sistema. Se debe a dos factores principales: la elaboración de la insulina y su liberación, al igual que los receptores de insulina.

LOS TIPOS DE DIABETES

Hay dos tipos principales de diabetes: tipo 1 y tipo 2.

Diabetes mellitus tipo 1 (dependiente de insulina)

Este tipo de diabetes afecta a la gran mayoría de niños y personas jóvenes. También se le conoce como diabetes juvenil. Este tipo de diabetes se debe a una falla completa en la producción de insulina. La diabetes tipo 1 surge en 0.5 por ciento de la población (de todas las edades).

Parece que las personas con diabetes tipo 1 heredan la falta de protección contra la diabetes. Obtenemos nuestro material genético en cromosomas, en una doble rama de una proteína especial que se llama ácido desoxirribonucléico o ADN. El ADN se compone de partículas diminutas, llamadas aminoácidos, que se ordenan en secuencias. En las personas que tienen diabetes, uno de estos aminoácidos (en el cromosoma 6) es reemplazado por otros. Una teoría es que la persona se vuelve vulnerable a un trastorno, tal como una infección respiratoria, que puede provocar que el cuerpo destruya sus propias células beta. A este proceso se le llama reacción inmunológica (*inmune*, mecanismo de defensa). En realidad es un ejemplo natural de una guerra química que ocurre en el interior de su cuerpo. Las células de defensa del cuerpo —los glóbulos blancos— identifican las sustancias ajenas, llamadas antígenos, por ejemplo, los químicos que lleva una bacteria. Reaccionan con la producción de anticuerpos que destruyen a los antígenos. En la diabetes, los glóbulos blancos perciben como antígenos a las sustancias en la pared de las células beta y provocan que los anticuerpos los destruyan.

Conforme se eliminan las células beta, se produce y se libera menos insulina y la glucosa sanguínea se eleva con rapidez. En la diabetes tipo 1, los anticuerpos islotes pueden detectarse meses o años antes de desarrollar diabetes, pero cuando comienza el mayor proceso destructivo, actúa muy rápido y casi todas las células beta se destruyen en semanas. Por lo tanto, también se activan otros procesos.

Las personas a las que recién se les diagnosticó diabetes tipo 1, por lo general tienen menos de 40 años de edad, algunas veces son niños esbeltos (o incluso delgados) que tienen una severa sed, poliuria y pérdida de peso durante algunas semanas. Es común que se sientan débiles. Si no reciben insulina pronto se pondrán muy enfermos. Antes de descubrir la insulina en 1922, los niños con diabetes tipo 1 no sobrevivían. Pero con la insulina, las personas se sienten mejor en unos cuantos días.

Sin la insulina, su cuerpo adelgazaría por el químico llamado acetona. Los altos niveles de acetona provocan que la sangre sea ácida: cetoacidosis. Esto provoca respiración profunda, vómitos y coma. Es necesario obtener asesoría médica de manera urgente.

Diabetes mellitus tipo 2 (sin dependencia de insulina)

Este tipo de diabetes es mucho más común que la tipo 1, y tiende a surgir en personas mayores de 40 años. En general, uno de cada setenta adultos tiene diabetes tipo 2 y lo sabe, otro de cada setenta la tiene y no se ha dado cuenta —una incidencia en total de 3 por ciento—. De nuevo, la incidencia aumenta. Sin embargo, la incidencia de la diabetes tipo 2 varía entre las diversas comunidades. Se sabe que la diabetes es cuatro veces más común en la sociedad asiática que en el resto de la población. En la sociedad asiática la diabetes tipo 2 se desarrolla en personas jóvenes (por lo general, se diagnostica entre los 30 y 40 años) y la incidencia aumenta con la edad, se sabe que una de cada cinco personas asiáticas de 60 años de edad tiene diabetes. Esto se subestima: la verdadera incidencia en algunas regiones de la sociedad asiática puede llegar a ser hasta de 25 por ciento. La diabetes es más común en personas cuyos antepasados son de África o de las islas del Caribe.

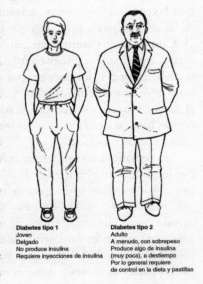

Existe una polémica sobre el origen real del problema. Una vez más, la vulnerabilidad a la diabetes se hereda; de manera mucho más fuerte que en la diabetes tipo 1. En

Diabetes tipo 1
Joven
Delgado
No produce insulina
Requiere inyecciones de insulina

Diabetes tipo 2
Adulto
A menudo, con sobrepeso
Produce algo de insulina
(muy poca), a destiempo
Por lo general requiere
de control en la dieta y pastillas

realidad, se calcula que 25 por ciento de los parientes en primer grado, es decir padres, hermanos, hermanas, de una persona con diabetes tipo 2, tiene o tendrá diabetes.

Las personas con diabetes tipo 2 son capaces de producir insulina; durante años se creyó que incluso eran capaces de producir más que las personas no diabéticas. Sin embargo, una investigación reciente demostró que el método antiguo para medir la insulina, mide los químicos relacionados con la insulina, incluyendo la insulina, e informa de manera errónea niveles altos de insulina.

Existen diferentes teorías. Una es que la diabetes tipo 2 se debe a la falta de receptores de insulina o a anormalidades del receptor. Las personas con sobrepeso tienen pocos receptores de insulina y se cree que deben producir más insulina para contrarrestar este problema. Al final, las cansadas células beta "mueren". Los altos niveles de insulina en el plasma se encuentran en personas que tienen sobrepeso y diabetes tipo 2. Otra teoría supone que las células beta producen poca insulina, pero no la suficiente y no la liberan de manera oportuna. Esto se comprueba al darle a las personas alimentos azucarados o inyectándoles glucosa estéril intravenosa y midiendo la respuesta de la insulina.

Un descubrimiento que ha causado sensación es que, en las personas con diabetes tipo 2, las células beta se reemplazan por un material sólido llamado amiloide. Un supuesto precursor del amiloide se encontró en las células beta y en la sangre. Pero, todavía no se ha comprobado que esto es lo que provoca la diabetes, como resultado final de un proceso destructivo.

Pareciera como si diversos factores se combinaran para provocar el mismo resultado final (una incapacidad para absorber la glucosa). Las personas con sobrepeso por lo general necesitan más insulina por unidad de peso corporal (por ejemplo una unidad de insulina por kilogramo de peso corporal en 24 horas) para normalizar la glucosa que una persona delgada (por ejemplo, una tercera parte de una unidad de insulina por kilogramo en 24 horas). Es probable que ésta sea una causa de diabetes en algunos casos.

OTRAS CAUSAS DE DIABETES

Embarazo

La diabetes o intolerancia a la glucosa puede surgir durante el embarazo, por una drástica elevación de las hormonas sexuales durante este tiempo. Se llama diabetes gestacional. Puede desaparecer por completo después del nacimiento del bebé, aunque también puede continuar de manera permanente. Si tuvo diabetes gestacional durante un embarazo, es muy probable que la tenga durante sus siguientes embarazos. Y es más susceptible que otras mujeres a ser diabética después, por lo tanto, debe mantener un peso normal, hacer ejercicio con regularidad y examinar cada año la glucosa sanguínea.

Daño en el páncreas o cirugía

Si tuvo inflamación en el páncreas, la causa más común es haber bebido en exceso por un largo periodo, o en una operación del páncreas donde se eliminan o dañan las células beta y puede desarrollar diabetes. Además, también pueden dañarse las células que producen los jugos digestivos pancreáticos y es probable que no digiera sus alimentos en forma adecuada. Al bajar de peso y engordar, las heces se vuelven pálidas, esto debe alertar a su médico sobre la necesidad de agregar extractos pancreáticos a sus alimentos o tomarlos en cápsulas. Las personas que beben demasiado alcohol provocan esta condición y también desarrollan lesiones cardiacas, cerebrales y nerviosas. También hay otras causas de inflamación pancreática.

Medicamentos (esteroides, otras hormonas y tiazidas)

Los esteroides son las hormonas producidas por las glándulas suprarrenales, las cuales están arriba de los riñones. Aunque, por lo general, se producen en pequeñas cantidades en el cuerpo, son esenciales para sobrevivir. Son útiles en el tratamiento de condiciones alérgicas, como el asma, inflamación grave, algunos tipos de problemas musculares e inflamación arterial. En grandes dosis, pueden provocar diabetes. Entre más esteroides tome, aumentará la glucosa sanguínea. Cuando reduzca la dosis, también bajarán sus niveles de glucosa, pero seguirá siendo diabético.

Las hormonas sexuales de las pastillas anticonceptivas pueden provocar intolerancia a la glucosa o empeorar la diabetes.

Los diuréticos de la tiazida son pastillas que se toman para aumentar la producción de orina en condiciones como presión alta y problemas cardiacos con inflamación de los tobillos. Si tiene alguna tendencia a la diabetes, la tiazida puede prevenirla. Sin embargo, parece no ocasionar mayores problemas con el equilibrio de la glucosa, si lleva tratamiento para controlar la presión alta en personas que tienen diabetes.

Otras condiciones hormonales
La superactividad de la hormona tiroides (tirotoxicosis) o la actividad excesiva de la hormona del crecimiento (acromegalia) se asocian con la diabetes. La sobreproducción de hormonas esteroides en el cuerpo también puede provocar diabetes.

Depósito de hierro
El acumulamiento de esta sustancia en el páncreas puede provocar diabetes. Esto sucede en las personas que llevan tratamiento para la talasemia (una condición sanguínea que se hereda) y en hemocromatosis.

Diabetes tropical
Esto no sucede en países con clima frío. Se observa en países tropicales y se cree que se relaciona con la inanición o tal vez con comida contaminada.

¿POR QUÉ A MÍ?

Algunas personas ya son capaces de identificar el tipo de diabetes que tienen, aunque muchas otras aún no están seguras. No se preocupe, no es fundamental que clasifique su diabetes, siempre y cuando el tratamiento se adapte a usted y sus necesidades.

Algunos de ustedes pueden ser personas sin experiencia alguna en medicación ni antecedentes familiares de diabetes. Es probable que no encuentre ninguna razón para su diabetes que, en su caso, simplemente haya sucedido. Aunque es propio de la naturaleza humana buscar una situación o persona a quien responsabilizar de nuestra enfermedad, no siempre es una buena idea hacerlo, ya que podemos frustrarnos y vivir en retrospectiva, cuando debemos seguir adelante para sentirnos mejor y continuar con nuestras vidas. La diabetes no es culpa suya.

RESUMEN

• Los dos tipos principales de diabetes son tipo 1 y tipo 2.
• La diabetes tipo 1 surge sobre todo en personas menores de 40 años, con una rápida manifestación de síntomas graves. Requiere tratamiento con insulina. La causa es la deficiencia de insulina.
• La diabetes tipo 2 surge principalmente por sobrepeso en personas mayores de 40 años, con una manifestación gradual de síntomas variables. Su tratamiento requiere sólo de manejo de dieta, o dieta y pastillas, o insulina. Surge por una combinación de liberación inapropiada de insulina y resistencia a la insulina.
• Ambos tipos de diabetes (1 y 2) surgen a cualquier edad en hombres y mujeres, sin tomar en cuenta su peso.
• Otras causas de diabetes pueden ser el embarazo, el daño pancreático, los esteroides, las tiazidas y otros medicamentos.
• Cualquiera que sea la causa, la diabetes siempre debe someterse a tratamiento.

Capítulo 5
El inicio

El médico le ha confirmado que, en definitiva, tiene diabetes. Ya lo esperaba o le provocó una fuerte impresión. Hasta que se les informa que el diagnóstico es correcto, casi todas las personas esperan que se trate de un error. "No me puede suceder esto a mí". En particular, esta es la primera reacción que tienen las personas que no han tenido síntomas de diabetes. "¿Cómo puedo estar enfermo si no me siento mal?"

ESTABLEZCA UNA BUENA
RELACIÓN CON LA DIABETES

Todos creemos que nuestros cuerpos deben funcionar a la perfección. Las enfermedades le suceden a los demás. Cuando las personas se enferman, sobre todo cuando desarrollan un padecimiento de larga duración, reaccionan de distintas maneras. Muchas personas creen que debe ser culpa de alguien. Intentan responsabilizar a alguien o a algo. "Si mi esposa no me hubiera dejado, yo nunca hubiera tenido diabetes". "Todo se debe a que ese hombre manejó mi auto. Fue por la impresión que me causó. Él me provocó la diabetes". Pero como lo demuestra el capítulo anterior, casi todas las personas con diabetes nacen con un potencial para desarrollar tal condición.

Otras más creen que es su culpa por completo. "Debo haber hecho algo mal". "Comí demasiada azúcar". Algunas más creen que reciben un castigo. "Dios me castiga porque hice algo mal. Me está poniendo a prueba. Aun cuando no es su culpa que tengan diabetes. Tampoco es culpa de nadie.

Para algunas personas, descubrir que padecen diabetes las deja heladas y creen que su mundo está por extinguirse. Todo se vuelve imposible, sus planes se hacen pedazos y pierden la esperanza. Algunas personas actúan como ostras. "Si no pienso en ello, desaparecerá". "No está sucediendo en realidad. Todo es un sueño". Pero si entierra su diabetes bajo la arena, también se enterrará usted.

Hay quienes son realistas sobre su diabetes. Demuestran poca emoción al respecto y se dirigen al trabajo o a casa como si no hubiera sucedido nada. Algunas personas asimilan correctamente su nuevo problema. Otras reaccionan con ira y enojo más tarde.

Casi todas las personas a quienes se les diagnosticó diabetes, recientemente tienen una mezcla de emociones. Unas se sobresaltan, otras se enojan por lo que les manda el destino y algunas lloran porque no están tan bien como pensaban, otras más fingen que no está sucediendo, aunque casi todas las personas lo superan.

Nadie se familiariza con los términos de la diabetes de la noche a la mañana. Pero, poco a poco, será necesario aceptar que tiene una nueva condición que, en casi todos los casos, lo acompañará de por vida. Es necesario que esté al pendiente todos los días. Esto se refiere a que debe vigilar su dieta y revisar de vez en cuando la glucosa sanguínea o tal vez aplicarse una inyección de insulina como parte del tratamiento. Necesita llevar supervisión médica; al menos una vez por año. Su diabetes puede hacerle sentir enfermo durante los años siguientes, aunque esto es poco probable si se cuida ahora y continúa haciéndolo.

No sea tan duro consigo mismo. No existe una manera correcta o incorrecta de familiarizarse con los términos de la diabetes. No es malo gritar o llorar o encerrarse. El aprendizaje sobre su condición y su manejo se consigue paso a paso. Nadie es un diabético perfecto. Después de todo, nadie es un ser humano perfecto.

Los temores y las inquietudes
La mayoría de las personas saben muy poco sobre la diabetes, hasta que les sucede a ellos o a algún familiar. Sólo escuchan los

aspectos dramáticos y las historias de las esposas mayores. Así que voy a corregir esas historias de inmediato.

La diabetes raras veces provoca que una persona se colapse drásticamente, como se representa en los dramas de la televisión; no enloquece a las personas; no evita que usted tenga una familia; no le hace dejar de ser una buena madre, padre, esposa o esposo; raras veces interfiere con el trabajo de las personas; no lo dejará ciego, si tiene cuidado; no le hará dejar de disfrutar sus alimentos y tampoco evitará que se divierta.

Las ideas positivas

En la actualidad, hay quienes creen que volverse diabéticos, a pesar de lo que esto exige a su cuerpo y a su tiempo, enriquece su vida. Una mujer joven que hasta hace poco desarrolló diabetes dijo: "Ser diabética me convirtió en una persona más fuerte". Otro, que tenía sobrepeso, era una persona inactiva que se alimentaba de comida chatarra y se transformó en un hombre delgado que se alimenta sanamente y hace ejercicio con regularidad, comentó: "Ahora estoy más delgado que nunca".

LOS PRIMEROS DÍAS

La información que debe solicitarle a su médico

El diagnóstico. Necesita confirmar que, en definitiva, tiene diabetes. Pídale a su doctor que le explique el diagnóstico con los valores de glucosa sanguínea.

La causa. ¿La diabetes surge por alguna tendencia hereditaria?, ¿es secundaria en relación con otra condición o se agrava por otra condición que requiere someterse a un tratamiento distinto? De ser así, ¿cuál es y qué tratamiento se requiere?

Si toma una medicación que provocó su diabetes (como pastillas con esteroides) o que la empeoró (las tiazidas: pastillas para eliminar agua o para la presión sanguínea) necesita saberlo. ¿Debe abandonar ese tratamiento, reducir la dosis o cambiarla por algo más? Quizá sea peligroso suspender de repente las pastillas con esteroides.

59

El desequilibrio químico. ¿Su problema se debe principalmente al desequilibrio de la glucosa en su reciente diabetes o a otro desajuste químico en el cuerpo, o cualquier desequilibrio químico que requiere de un tratamiento urgente? De ser así, ¿cuál?

Las lesiones en los tejidos. ¿La diabetes ha lesionado alguno de los tejidos de su cuerpo? De ser así, ¿cuál tejido es y qué tratamiento se requiere?, ¿urge algún tratamiento?

La dieta

La base del tratamiento de la diabetes es comer de manera saludable: los alimentos correctos, en las porciones adecuadas y en el momento oportuno. Pero no se asuste. Si en ocasiones come algo inadecuado, no sucederá nada extraordinario. Al final, usted podrá ajustar el tratamiento de su diabetes a un patrón de alimentación saludable que se adapte a la perfección a sus necesidades.

Qué comer y beber. Si usted come algo azucarado o toma un vaso de refresco de cola, la glucosa que contienen penetra con rapidez en la sangre y la glucosa sanguínea se eleva. Pero su cuerpo no puede asimilar la glucosa de la misma forma en que lo hacen otras personas, por lo tanto, no podrá eliminar toda esta glucosa. La glucosa sanguínea permanecerá elevada por algún tiempo. Si, por otro lado, consume alimentos con carbohidratos altos en fibra, como los frijoles o el pan integral, se digerirán despacio y la glucosa que contienen llegará a la sangre con lentitud, por lo que su cuerpo tiene la oportunidad de controlarla. Así que debe dejar de comer azúcar o alimentos azucarados.

Su cuerpo tampoco está en condiciones para enfrentar el sobrepeso. La grasa en la sangre eleva la presión. Por lo tanto le ayudará comer menos grasa; elimínela de sus alimentos y absténgase de comer mantequilla y alimentos grasosos.

Sacie su sed con diversas bebidas: agua, té, café o bebidas "de dieta", sin azúcar. No tome sodas ni gaseosas que contengan glucosa o azúcar (sacarosa). En este momento, evite el alcohol;

podrá beber alcohol con moderación cuando haya controlado su diabetes.

Cuánto comer. Si es delgado, obedezca a su apetito. Coma si tiene hambre. Si tiene sobrepeso debe vigilar las cantidades que ingiera. Al eliminar el azúcar y reducir la grasa bajará de peso, pero debe observar la cantidad total de lo que coma. Intente ayudarse un poco. Coma menos de lo que le exige su apetito. Llene el hueco con ensalada y verduras (lechuga, repollo, apio).

Cuándo comer. Haga tres comidas al día, por supuesto, espaciadas. Si está sometido a tratamiento de insulina, igualmente tome tres refrigerios: a media mañana, a media tarde y antes de irse a dormir.

Sólo la dieta. Un cambio en su dieta puede ser todo lo que necesite para controlar la diabetes. En este caso, es muy importante que se ajuste aquélla. Después de todo, a nadie le gusta tomar tabletas o inyecciones, a menos que sea estrictamente necesario.

Las pastillas

Tal vez su doctor le recete pastillas (consulte el capítulo 8) para ayudar a que su páncreas libere más insulina y para que la insulina funcione eficazmente en los tejidos del cuerpo. Estas pastillas se llaman medicamentos hipoglucémicos orales (*oral*, que se toma por la boca; *hipo*, bajo; *glucémico*, glucosa sanguínea). Pregunte el nombre de sus pastillas. Apúntelo. Asegúrese de que sabe con exactitud qué dosis debe tomar y cuántas veces al día.

Casi todas las medicinas que reducen la glucosa corren el riesgo de bajar la glucosa sanguínea más de lo normal, es decir, por debajo de 72 mg/dl. Si esto sucede, puede tener sensaciones inusuales o sentirse mal. Esta condición se llama hipoglucemia. Los síntomas incluyen confusión, pensamiento lento, sudoración, temblores y taquicardia (aceleración en las palpitaciones). Si se siente así, coma un poco de glucosa o azúcar y comuníquese con su médico o su enfermera especialista en diabetes cuando se sienta mejor.

La insulina

Si no produce insulina, necesitará inyecciones para reemplazar la falta de ésta. No hay por qué preocuparse. Las inyecciones se ponen con una fina aguja especial que se siente como un piquete de mosquito en la piel. Pronto aprenderá a aplicárselas usted mismo y será tan normal como arreglar su cabello o afeitarse. En el capítulo 9 se detalla el tratamiento con insulina.

Ahora es necesario que sepa el nombre de la insulina, la dosis que su doctor le aconseje tomar y cuándo aplicarla; por lo general, 20 minutos antes del desayuno y 20 minutos antes de su comida fuerte. Apunte estos datos.

El médico, la enfermera especialista en diabetes o algún integrante del equipo de control de la diabetes le mostrarán cómo extraer la insulina (o colocar su pluma de insulina) y cómo aplicarla. Con frecuencia, las personas se ponen su primera inyección y continúan aplicándose la insulina. No es tan problemático, como muchos se imaginan. Sólo debe sujetar un poco de piel y estirarla, introducir la aguja, presionar el émbolo, sacar la aguja y presionar con suavidad el lugar de la inyección. Le lleva menos tiempo que leer en voz alta la última frase.

La insulina puede provocar hipoglucemia. Si se siente confundido, o piensa con lentitud, suda, tiembla o tiene palpitaciones, coma un poco de glucosa o azúcar y después llame a su consejero de diabetes o médico especialista.

La tarjeta de diabetes

Su consejero de diabetes le dará una tarjeta que debe llevar todo el tiempo consigo. Si tiene un accidente o se pone mal y debe acudir al hospital, los médicos necesitan saber que padece diabetes.

La conveniencia de portar glucosa

Si está bajo el tratamiento de pastillas que reducen la glucosa o inyecciones de insulina, debe llevar todo el tiempo con usted tabletas de glucosa (por ejemplo, Dextrosol, Lucozade, Boots, etc.) o azúcar, sólo en caso de que sienta hipoglucemia. La hipoglucemia es fácil de controlar, pero es importante que esté preparado.

Comprobación de la glucosa sanguínea

Necesita de algunos medios para vigilar su propia condición, para que observe si funciona su dieta o cualquier tratamiento para la diabetes. Las personas con diabetes prueban su orina para medir la glucosa, o incluso ponen unas gotas de orina en agua con tabletas efervescentes, o humedecen una tira reactiva con orina. Hoy, las personas con todo tipo de diabetes vigilan la glucosa sanguínea de manera directa. No tiene que hacer esto al principio, pero muchas personas han descubierto que, al vigilar su propia glucosa sanguínea, se sienten más confiados con su diabetes.

Su consejero de diabetes le enseñará a vigilar su propia glucosa sanguínea (consulte también el capítulo 6). Es muy importante.

El trabajo

En casi todos los casos, no hay necesidad de dejar de trabajar. Sin embargo, si se siente mal o si está iniciando un tratamiento con insulina, es importante que deje de trabajar durante algunos días, hasta que controle su diabetes y se sienta mejor.

Quienes toman insulina (y algunas veces pastillas que reducen la glucosa) tendrán que considerar la posibilidad de dejar su trabajo. Los pilotos de aerolíneas, los conductores de autobuses de pasajeros o de camiones de carga, buzos y quienes tienen profesiones de alto riesgo, es probable que no puedan continuar con sus actividades. Comente esto con su médico y con su jefe, conforme cambie su situación.

La conducción de vehículos

En algunos países, la licencia de manejo especifica que es necesario informar a alguna institución médica que está discapacitado, lo que incluye cualquier condición física o mental que le afecte o pueda afectarle a futuro, en su salud como conductor, sobre todo si esta situación llegara a prolongarse más de tres meses. La diabetes es una de estas condiciones, y por ley usted está obligado a informarle a una instancia médica tan pronto como reciba su diagnóstico de diabetes. La nueva licencia menciona la diabetes de manera específica. Cada día más países adoptan estos procedimientos.

Las compañías de seguros de automóviles se refieren a la diabetes como un "hecho material". En otras palabras, usted está obligado a informarle a su compañía de seguros que padece diabetes.

No debe conducir un auto ni andar en bicicleta, menos aun en una bicicleta de motor, durante algunas semanas antes de comenzar a tomar las pastillas que reducen la glucosa o las inyecciones de insulina; comente la duración exacta de este periodo con su consejero de diabetes.

El apoyo

En todo el mundo hay grupos de diabéticos que ofrecen ayuda a nuevos enfermos y los enseñan a manejar su condición. En Inglaterra, Diabetes UK es una de las organizaciones más antiguas; existen instituciones locales para diabéticos en muchas ciudades. Pídale a su consejero de diabetes los nombres y direcciones de las asociaciones locales más cercanas. Intégrese a una institución regional; le proveerá de más información y ayuda.

La ayuda

Muy importante. Antes de salir de su clínica, consultorio u hospital, asegúrese de que tiene escritos de manera correcta su nombre, así como los números telefónicos de las personas a quienes se les debe avisar en caso de problemas con su diabetes. Esto incluye un número para llamar en horas no adecuadas. Si algo sucede, puede estar seguro de que pasará a las tres de la mañana en un día festivo.

Si necesita ayuda, llame pronto, no cuando las cosas se hayan complicado. El padre de uno de mis pacientes con diabetes siempre le enseñó a su hijo que "ninguna pregunta es tonta si es una pregunta". Todos los especialistas en atención a la salud prefieren responder una pregunta sencilla en su momento, que aplicar un tratamiento de emergencia después. Muchas personas se preocupan por no agobiar a su médico general, y se preocupan aún más por no importunar al personal del hospital. La diabetes es una condición que mantiene un contacto personal entre los pacientes y el personal de todos los niveles. La mayor parte del contacto diario se hace por teléfono, por lo tanto, no debe preocuparse por molestar a su médico o al resto del equipo de atención de la diabetes, para eso están.

RESUMEN

• Aprenda a vivir con su diabetes.
• Asegúrese de apuntar la información necesaria para los primeros días de esta condición: lo que sucede, cuáles estudios o cambios ocurren durante su tratamiento, qué debe comer, cuáles pastillas o insulina debe tomar, cómo revisar la glucosa, qué debe hacer en el trabajo.
• Lleve consigo una tarjeta de diabético y glucosa o azúcar para alguna emergencia.
• Informe a las instancias médicas y a su compañía de seguros que padece diabetes.
• Consulte a una institución especializada en diabetes y manténgase en contacto con una institución de apoyo local.
• Asegúrese de saber a quién llamar para pedirle ayuda. Apunte su número telefónico. Elija a su consejero de diabetes (enfermera especialista en diabetes). Le proporcionará apoyo especializado en diabetes.
• No se angustie por pedir ayuda, para eso estamos.

CAPÍTULO 6
La prueba de glucosa
en la sangre o en la orina

Esta es la clave para tener libertad. Si sabe con exactitud en qué punto está la glucosa sanguínea, en cualquier momento puede ajustar su propio tratamiento.

La tecnología avanza con rapidez. Cuando este libro se publique, habrá nuevas técnicas para realizar estudios. Casi todos los estudios consisten en obtener una gota de sangre de la yema del dedo o del lóbulo de la oreja y colocarla en una tira que cambia de color o transmite señales de manera directa a un medidor. Los cambios de color se leen al observarlos o con un medidor.

EL LABORATORIO EN SUS MANOS

Confiamos en los resultados del laboratorio porque sabemos que los estudios se realizan con cuidado, con precisión especializada y garantía de calidad en el mantenimiento del equipo. Si usted se dedicara a emitir resultados similares, también elaboraría los estudios con cuidado, con equipo especializado de precisión y en excelentes condiciones. Si no sigue las instrucciones con exactitud, literalmente sin omitir ni una coma, los resultados que obtendrá carecerán de veracidad y serán un verdadero desastre.

Aunque estos estudios son sencillos, con práctica, no tendrá ninguna dificultad para obtener resultados comparables con los de los grandes laboratorios.

Prepare sus dedos
Casi todas las personas utilizan sus dedos, aunque otros usan el lóbulo de su oreja mientras miran por el espejo. Sus manos

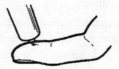

Punce el dedo (que no esté frío) limpio para obtener una gota grande de sangre. Es preferible utilizar un dispositivo para pinchar el dedo que una lanceta.

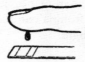

Coloque la gota de sangre en la tira, de manera que cubra por completo la base de la prueba. No debe embarrarla o mancharla.

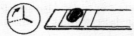

Deje la gota de sangre en la tira de la prueba el tiempo que sea necesario (consulte las instrucciones del fabricante).

Limpie la sangre de la base de la prueba y espere un poco más (consulte las instrucciones del fabricante).

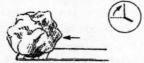

Deje secar, por ejemplo, en la prueba BM 1-44.

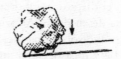

Embarre, por ejempllo el Glucostix.

Inserte la tira en un medidor, según las instrucciones.

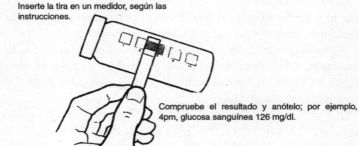

Compruebe el resultado y anótelo; por ejemplo, 4pm, glucosa sanguínea 126 mg/dl.

Medición de la glucosa sanguínea.

deben estar limpias: lávelas con agua caliente, enjuáguelas muy bien para eliminar el jabón y séquelas con una toalla limpia. No es necesario que utilice gasas antisépticas —en cualquier caso, alteran su resultado—. Si su mano está caliente, no necesita hacer nada más. Si tiene problemas para obtener un poco de sangre o si tiene frío, trate de calentar su mano, incluso puede guardar la mano entre sus piernas y frotarla con fuerza. Notará cómo sus yemas enrojecen con la sangre.

La punción de sus dedos
Puede utilizar simplemente una lanceta estéril (se fabrican para utilizarse una sola vez). Para casi todas las personas es más fácil usar un punzante automático. Estos dispositivos pueden ser Autolancet, B-D Lancer 5, Glucoject, Glucolet, Hipolance, Microlet, Autolet, Monojector, Penlet, Soft-touch y otros. Coloque la lanceta en el dispositivo y después presione la plataforma contra la yema de su dedo. Al principio, puede ser más sencillo si coloca su mano sobre una mesa. Después dispare el dispositivo. Si es usted la única persona que utiliza el punzante, puede volver a utilizar las plataformas, siempre y cuando estén limpias. Si alguien más utiliza el dispositivo, debe utilizar una plataforma y una lanceta nuevas, también debe cambiarlas la próxima vez que lo use. Por lo general hay diferentes plataformas para cada punzante, busque uno que sea cómodo para sus dedos.

Si su dedo está caliente, la sangre brotará por sí sola. De lo contrario, debe tomarla de la base del dedo. No presione con fuerza su yema, porque esto diluye la sangre con los fluidos y hace que le duela el dedo.

MEDICIÓN DE LA CONCENTRACIÓN DE GLUCOSA SANGUÍNEA

Las tiras que cambian de color
El primer sistema de pruebas fue Dextrostix, pero había que lavar la sangre antes de leerla. En la actualidad se utiliza muy poco. Las dos tiras visuales que cambian de color más usuales

en Gran Bretaña son las tiras de glucemia BM1-44 (Chemstrips bG en Estados Unidos) y Glucostix. También hay otras, como Hypoguard.

Antes de comenzar, debe revisar que las tiras no hayan caducado. Sostenga la tira con la base reactiva hacia arriba y coloque la gota de sangre sobre la base, cubriéndola lo suficiente —no en exceso ni muy poco—, no debe untarla. De inmediato comience a contar el tiempo con un reloj en la otra mano. La glucosa en la sangre reacciona por oxidación sobre la tira y produce un cambio de color en el tono de la banda. Tan pronto como se cumpla el tiempo indicado en las instrucciones, limpie la sangre con un algodón (tiras BM) o embárrela (Glucostix). Espere un poco y compruebe el color con el rango que aparece en el frasco de donde tomó la tira. Utilice una buena iluminación, procure realizar la prueba lejos de la lluvia o del viento.

Los medidores de la glucosa sanguínea

Aunque los medidores no están disponibles en los tratamientos médicos del seguro social en muchos países, si los utiliza en forma adecuada será más sencillo y preciso vigilar la glucosa sanguínea. Con frecuencia, su clínica o centro local de diabetes le puede proporcionar uno, pregunte.

Los medidores utilizan una variedad de técnicas electrónicas para leer el cambio de color en la tira de la prueba sanguínea. Son muy precisas si se utilizan siguiendo al pie de la letra las instrucciones. Esto incluye calibrar cada nueva serie de tiras (que, por supuesto, deben ser adecuadas para cada medidor en particular). Con algunos medidores, si no coloca o esparce suficiente sangre, el resultado no será preciso. También debe seguir las instrucciones de cronometraje con mucha atención. Algunos medidores envían el resultado a una computadora que le muestra su resultado en gráficas y tablas. Los diferentes modelos de medidores son AccuCheck Advantage, Accutrend, ExacTech, Glucometers, Glucotrends, Hypoguards, Medisenses, One Touch Profile, Pocket Scan and Prestige Smart System. A menudo aparecen nuevos dispositivos.

En la actualidad, se preparan dispositivos para medir la glucosa a través de la piel (Glucowatch) o con sensores de agujas delgadas. Todavía deben calibrarse con las lancetas para aplicar las pruebas de glucosa. Su importancia en el cuidado de la diabetes todavía está en consideración, ya que existen problemas con su uso (por ejemplo dolor en la piel con el Glucowatch), aunque éste ayuda a quienes tienen problemas frecuentes con la hipoglucemia sin previo aviso.

¿Cómo obtener un dispositivo de pruebas de sangre?

Todos los dispositivos deben obtenerse a través de su consejero en diabetes. Puede comprar uno con su farmacéutico o establecimiento médico. De ser posible, consulte a un experto para que le muestre cómo utilizarlo. En Gran Bretaña, las lancetas y las tiras reactivas están disponibles bajo prescripción médica. Los medidores se encuentran en diferentes presentaciones, esto depende del tipo de servicio para la diabetes con el que cuente. Cualquier prescripción está disponible si toma pastillas para la diabetes o insulina.

Cuándo realizarse la prueba

En cualquier momento que lo desee o que lo necesite. Si está preocupado por la glucosa, revísela. Hágalo con regularidad, al menos una vez al día. Si es usted un diabético reciente, modificó su tratamiento, está embarazada o se siente mal, revise la glucosa cuatro veces al día. Lo más común es antes de cada alimento y antes de irse a dormir. Las mujeres embarazadas también deben revisar sus niveles después de cada alimento. Si toma pastillas que reducen la glucosa, por lo general basta con realizar una prueba en ayunas, antes de desayunar. En cualquier tratamiento, si la glucosa sanguínea está por encima de 142 mg/dl y se siente mal, realice una prueba cada 2-4 horas y revise la acetona de la orina.

El registro de los resultados

Algunos medidores guardan el registro de un número específico de pruebas de glucosa en la memoria, incluso hay sistemas en los que el medidor envía el resultado en forma directa a una computadora. Sin embargo, casi todos los pacientes todavía llevan un registro escrito en una agenda. Estos resultados son sus registros, no los de la clínica, aunque le ayudará que su médico o consejero de diabetes los examine con usted. No tiene caso apuntar resultados imaginarios. ¿A quién trata de engañar? A usted mismo. Muchos médicos pueden detectar un registro inventado, incluso si no le comentan nada. Si no se ha realizado ninguna prueba, admita que no.

Es muy importante que lleve un registro, de modo que apunte los resultados en columnas con la hora y el día en el encabezado. La gráfica de la página 72 muestra un ejemplo del registro que lleva una joven muy cuidadosa. Los números dispersos en su agenda son de ayuda, pero es difícil interpretarlos después.

PROBLEMAS

Visión deficiente

Si no puede ver en absoluto, hay medidores parlantes (consúltelo con su consejero o asociación para diabetes). Si ve un poco, pero no lo suficiente para diferenciar los colores, algunos medidores tienen una pantalla grande (solicite que le muestren uno). Si tiene disfunción ocular por diabetes, el color de su visión no será óptima. Utilice un medidor que se base en los colores. Las personas que saben que no pueden diferenciar los colores deben hacerlo.

Descuido

Casi todos los problemas surgen por seguir de manera errónea las instrucciones de las tiras o el medidor. Una familiaridad excesiva puede generar un descuido. Si no toma en forma adecuada el tiempo de la reacción el resultado se altera. Si limpia el exceso de sangre en sus pantalones (lo he visto) los ensuciará y

Fecha	7:00	11:45	6:30	10:00	
Lunes 15	7	12	4	9	Terminó mi periodo
Martes 16	11	9	6	9	No pasé prueba de manejo
Miércoles 17	6	9	6	8	
Jueves 18	6	4	2	6	Me vacuné
Viernes 19	12	18	10	10	
Sábado 20	18	17	20	13	
Domingo 21	16	12	22	18	Aumenté la dosis a 38 unidades

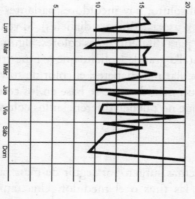

Registro de glucosa sanguínea.

Octubre de 1990

Fecha	7:00	11:45	6:30	10:00	
Lunes 22	16	17	9	20	
Martes 23	10	9	18	17	
Miércoles 24	16	12	18	15	
Jueves 25	10	10	20	11	Incrementé la dosis
Viernes 26	18	12	11	20	
Sábado 27	12	16	13	11	
Domingo 28	10	9	12	20	

tendrá un resultado dudoso. Obtenga una muestra adecuada y no unte la sangre. Utilice tiras secas y cuya caducidad esté vigente.

Dedos pegajosos
Si tiene algo dulce entre los dedos, la tira mide el nivel del caramelo de su dedo. Ésta es una trampa común en las personas con hipoglucemia que han tomado tabletas de glucosa. Obtienen una lectura elevada, creen que han mejorado y después tienen hipoglucemia de nuevo.

El objetivo
Usted quiere nivelar su concentración de glucosa sanguínea entre 72 y 126 mg/dl. Por debajo de 72 mg/dl se considera hipoglucemia; por encima de 180 mg/dl está muy elevada y, si el nivel se mantiene alto, es posible que se sienta indispuesto, además, está propenso a sufrir daños en los tejidos. Requiere tiempo y mucho esfuerzo mantener la glucosa sanguínea entre 72 y 126 mg/dl, por lo tanto, no debe preocuparse si de vez en cuando alcanza un valor sobre 180 mg/dl. Si toma pastillas para reducir la glucosa o insulina, debe irse a dormir con la glucosa en 108 mg/dl o más para prevenir que tenga hipoglucemia a medianoche. Antes de desayunar, debe tener el nivel de glucosa entre 72 y 108 mg/dl. Comente el rango con su consejero en diabetes.

PRUEBA DE GLUCOSA EN LA ORINA

Es un método indirecto que calcula aproximadamente la glucosa sanguínea. Sin embargo, muchas personas lo utilizan y algunos doctores recomiendan que los pacientes que no están sometidos a tratamiento con insulina examinen su orina. Asegúrese de que sus tiras estén vigentes y secas. Mantenga la tira bajo el chorro de orina, retire el exceso de líquido y comience a contar el tiempo. Al oxidarse la glucosa sobre la tira reactiva, produce un cambio de color en ella. Cuando se cumpla el tiempo, compare el color con la tabla del bote. Si lo prefiere, deposite la orina en un recipiente que esté limpio por completo y sumerja la tira. Repita el procedimiento anterior.

Esto le ayudará a usted y a su consejero en diabetes a examinar su umbral renal, antes de aplicar un estudio de orina. Puede hacer esto si toma muestras de orina durante periodos establecidos y compara al mismo tiempo la glucosa urinaria con la sanguínea. Si pierde glucosa a través de la orina con facilidad o dificultad, la prueba de orina no ayuda en la vigilancia de su diabetes.

Realice la prueba de orina en los mismos intervalos que la prueba de sangre, pero recuerde que la orina muestra un promedio en la elevación y disminución de la glucosa sanguínea que se filtró a los riñones durante algún tiempo y se juntó en la vejiga. La prueba de glucosa sanguínea es más precisa y muestra los niveles de glucosa al momento de realizar la prueba.

El objetivo

Usted busca no tener glucosa en la orina. Al seguir la recomendación tradicional de mantener un poco de azúcar en la orina, se favorece la elevación de los niveles de glucosa sanguínea, ya que casi todas las personas tienen un umbral renal de casi 180 mg/dl.

RESUMEN

• La prueba de glucosa sanguínea es la mejor opción para las personas con diabetes.
• El resultado óptimo de glucosa en una punción de dedo debe ser entre 72 y 144 mg/dl.
• Elija el método más cómodo para usted y aplíquelo con cuidado.
• Realice la prueba a menudo para mantener un registro de su diabetes y, en otras ocasiones, cuando se sienta preocupado o enfermo o cuando esté haciendo algo inusual.

- Anote los resultados en una manera fácil de interpretar.
- Si aparece un resultado alterado, siga los consejos de su equipo de cuidado de la diabetes.
- Realice las pruebas de orina si lo prefiere, o puede hacerse una prueba de sangre, pero tenga en cuenta sus limitantes.
- Procure no tener glucosa en la orina.

Capítulo 7
La alimentación saludable

El diccionario define una dieta como "un régimen de vida" con énfasis definido en la comida. Esto destaca que comer es una parte integral de nuestro estilo de vida. La alimentación es nuestro medio para permanecer con vida, una comodidad, una forma de compartir o dar, una responsabilidad con nuestra familia y un gran placer. La dieta que necesita para su diabetes también es todo esto. De hecho, todos debemos llevar una dieta normal y saludable. En general, las personas con diabetes se alimentan mucho más sanamente que los demás.

Hay dos partes que conforman su dieta. Lo que come y bebe y cuánto come y bebe. No es tan complicado. No necesita medir cada bocado. No tiene que hacer cálculos complicados, aunque para casi todas las personas que están sometidas a tratamiento de inyecciones de insulina, resulta de mucha ayuda. Nada terrible sucederá si en algún momento comete un error.

SU ALIMENTACIÓN

La comida se compone de carbohidratos, proteínas, grasas, fibras, minerales, vitaminas y agua. Los carbohidratos, las proteínas y las grasas se utilizan como combustibles del cuerpo, en el desarrollo o para almacenarse. El potencial del combustible se mide en calorías o kilojulios (una caloría = 4.2 kilojulios). Peso por peso, las grasas contienen el doble de calorías que los carbohidratos y las proteínas. Si consume más calorías de las que necesita, engordará. Las fibras, los minerales, las vitaminas y el agua no contienen calorías y son indispensables para mantenerse sano.

Los carbohidratos

Son los alimentos con almidón o con azúcar. Por ejemplo, el pan, la avena, las papas, el pan chapata, la mermelada, el plátano, la pasta, el arroz, los frijoles, las verduras de raíz, el azúcar, la glucosa, los dulces, los pasteles y las golosinas. Algunos dietistas abrevian carbohidrato como CHO. Es posible que lo confunda, como le sucedió a Bill y a Myra, unos pacientes míos.

Ellos tenían más de setenta años cuando Bill desarrolló diabetes. Ambos escuchaban con atención a la joven y entusiasta dietista, quien les explicaba sobre la dieta de Bill. Les anotó todo y llevaron la receta a casa para revisarla con cuidado. No pudieron descifrarla. En cada comida, Bill creía que debía comer un extraño alimento llamado CHO. Ninguno de los dos pudo recordar lo que dijo la dietista acerca del CHO, pero les parecía evidente que era importante. Así que Myra tomó su bolsa del mercado para comprar algunas cosas. Fue a dos supermercados y en cada uno de ellos un asistente le ayudó a buscar entre los anaqueles; pero no encontraron ningún CHO. Buscó en una tienda de comida preparada y en dos farmacias. Por fin, un farmacólogo le explicó que CHO era simplemente la abreviatura de carbohidrato.

Los carbohidratos complejos

También conocidos como carbohidratos sin refinar o con almidón. El almidón del pan, las papas, la pasta, el arroz, los frijoles, los cereales y otros alimentos similares, al digerirlos se separan en carbohidratos simples como la glucosa. Como mencioné en el capítulo 5, los alimentos que tienen carbohidratos con almidón funcionan mejor en las personas con diabetes que los alimentos azucarados, porque lleva más tiempo digerir el almidón, por lo tanto, asimilan la glucosa en forma lenta.

Con frecuencia, los carbohidratos complejos se combinan con la fibra de la comida. La fibra es la sustancia que sostiene a las plantas y envuelve sus paredes celulares. No es digerible y permanece en el intestino como una capa. Hay dos tipos de fibra: la insoluble y la soluble. La primera se encuentra en las verduras, el salvado, el pan integral y el arroz tostado. Forma una masa que atrapa los carbohidratos almidonados. En cambio, la fibra soluble se encuentra en las alubias, las lentejas, la avena, los frijoles cocidos y otras legumbres. Forma una solución pegajosa que retiene los carbohidratos almidonados. En particular, este tipo de fibra es buena para mejorar el equilibrio de la glucosa en las personas con diabetes.

Una investigación en Oxford y en otros lugares demostró que las personas diabéticas que llevan una dieta en la que 50-60 por ciento de las calorías totales que consumen contienen carbohidratos almidonados altos en fibra, tienen un mejor control de glucosa que quienes mantienen una dieta baja en carbohidratos. Prepare sus alimentos y refrigerios con carbohidratos ricos en almidón y altos en fibra.

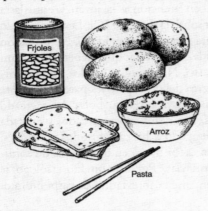

Algunos alimentos con carbohidratos.

Los carbohidratos simples

También conocidos como carbohidratos refinados o azucarados. La palabra "azúcar" se confunde. El azúcar granulada que compramos en el supermercado para ponerle al té o para cocinar se llama sacarosa, aunque por lo general la palabra azúcar se utiliza en las conversaciones para decir que algo sabe dulce. Las personas hablan del azúcar en la sangre, cuando en realidad se refieren a la glucosa sanguínea.

Los carbohidratos simples incluyen la sacarosa (que está compuesta por dos glucosas), la glucosa y la fructosa o azúcar de las frutas, y los alimentos que la contienen son los dulces, golosinas, refrescos de sabores y de cola, la fruta, la gelatina y la mermelada.

Los carbohidratos simples se digieren y absorben con rapidez, provocan una repentina elevación de glucosa en la sangre. Sin embargo, si se mezclan con grandes cantidades de fibra, por ejemplo, parte del pan integral en un emparedado de mermelada, o en una manzana o pera, la glucosa se absorbe más despacio. Durante muchos años, a los diabéticos se les indicaba que dejaran de comer sacarosa, aunque se les permitía comer frutas sin ninguna restricción. Es ilógico porque algunas frutas contienen sacarosa. Los estudios revelan que la glucosa sanguínea no se eleva después de comer alimentos con pequeñas cantidades de sacarosa mezclados con grandes cantidades de carbohidratos almidonados, altos en fibra; de la misma forma en que sucede después de comer alimentos que contienen el mismo número de calorías con carbohidratos complejos. Por lo tanto, de vez en cuando puede comer un pedazo de pastel, una galleta o postre, si lo desea.

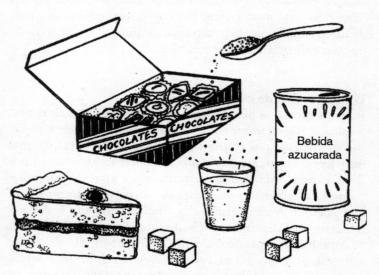

Alimentos que contienen azúcares simples.

Puede comprar comida para diabéticos que sustituye la sacarosa por fructosa. Hay poca evidencia que demuestra que tomar fructosa por un periodo prolongado sea mejor que la sacarosa y, de hecho, puede ser más dañina. La fructosa se separa en compuestos que pueden elevar la glucosa sanguínea en las personas que no tienen un control óptimo de la glucosa. Además, favorece la acumulación de una de las grasas de la sangre, el triglicérido, el cual a la larga es dañino. Lo adecuado es considerar a la fructosa como un azúcar simple, igual que la sacarosa. Coma una cantidad moderada de fructosa natural, como la fruta, por ejemplo, pero no consuma fructosa adicional; no necesita hacerlo. Debe comer mucha fruta y verduras, ambas crudas o cocidas, al menos 5 porciones por día.

Evite agregar azúcar al té o al café. Intente tomarlos sin azúcar; si no puede, utilice endulzantes artificiales con moderación; basta con una pequeña cantidad. (Consulte los folletos sobre endulzantes.) No tome bebidas como la limonada, el refresco de cola, las gaseosas y otras bebidas dulces. Tome las presentaciones "dietéticas" con moderación. Beba agua mineral o diluya jugo de frutas con el agua mineral o agua carbonatada. Una pequeña porción de jugo sin rebajar está bien.

El intercambio de carbohidratos

En otras épocas, se hacía mucho énfasis en medir los alimentos y calcular los intercambios con exactitud. No necesita medir con precisión lo que consume. Sin embargo, al principio, medir y leer los contenidos le ayuda a conocer los diferentes tipos de alimentos. Para algunas personas, es de gran utilidad saber cuántos carbohidratos contienen los diversos alimentos para que pueda consumir cantidades similares en cada comida o refrigerio. El intercambio normal es de 10 gramos de glucosa. Se considera que una manzana mediana contiene el equivalente a 10 gramos de glucosa en carbohidratos. Sin embargo, la forma en que se preparan los alimentos (por ejemplo, las papas al horno, el puré de papa, las hojuelas o la sopa de papa) y el estado de su estómago determinan la rapidez con que digiere una comida en particular y la absorción de los carbohidratos.

Una investigación entre los trabajadores de Oxford, Canadá y otros lugares, aplicó una medida llamada índice glucémico, para hacer una comparación más precisa entre los alimentos con carbohidratos. Esto compara la elevación de la glucosa sanguínea, en condiciones normales, después de comer alimentos con un contenido normal de carbohidratos. El índice glucémico de la misma comida varía, dependiendo de su preparación. Por ejemplo, la glucosa sanguínea tiene una mayor elevación después de tomar jugo de manzana que después de comer una manzana cocida. Se eleva aún menos después de comer una manzana cruda. Por esta razón, los cálculos complicados de intercambio de carbohidratos son engañosos e innecesarios, porque la dieta para diabéticos no los restringe.

Las proteínas

Se encuentran en la carne, el pescado, la leche, el queso, el protoleg, los frijoles y leguminosas, nueces y cereales. Es difícil que se encuentren solas y, por lo general, contienen grasas. Necesitamos proteínas para crecer y recuperarnos. En particular, es importante que los niños consuman suficientes proteínas para desarrollar sus músculos y crecer. Entre 10 y 20 por ciento de las calorías del régimen alimenticio vienen de las proteínas.

Antes, a las personas con diabetes se les pedía que comieran muchas proteínas porque no elevaba la glucosa sanguínea. (Sin embargo, por falta de insulina, el cuerpo libera sus propias reservas de proteínas para producir glucosa, proceso denominado gluconeogénesis.) El queso tampoco tenía restricciones, en otras palabras, se podía comer cuanto se quisiera. Por desgracia, este producto lácteo está lleno de grasa y ahora se sabe que comer grasa en exceso es dañino para el corazón y la presión sanguínea.

Todos los días ingiera alimentos ricos en proteínas. Los vegetarianos las encuentran en plantas como la soya, los frijoles, los chícharos y lentejas, también en los animales. El protoleg es un buen sustituto de la carne.

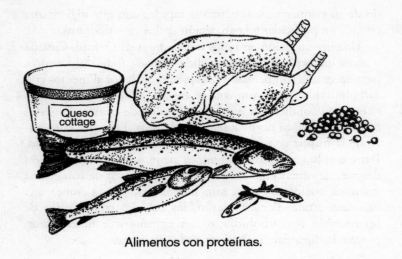

Alimentos con proteínas.

Las grasas

Las grasas son alimentos que tienen grasa o aceite como la leche entera, la crema, la mantequilla, el queso, la margarina, el aceite de oliva, el aceite de girasol, la manteca, el tocino y la grasa de la carne. Las nueces contienen mucha grasa. También hay grasas escondidas en muchos alimentos: la carne, los pasteles, las galletas, los postres y los platillos con carne, como los embutidos en general, y el pastel de puerco. Las grasas tienen muchas calorías, una pequeña cantidad de grasa proporciona mucha energía o más peso.

Las personas diabéticas necesitan tener cuidado con las grasas por distintas razones. Primero, porque muchas de ellas tienen que bajar de peso, además de que corren el riesgo de tener problemas cardiacos, y con frecuencia presentan altas concentraciones de grasa en la sangre. Debe intentar reducir su consumo de grasas hasta un 30 o 35 por ciento de calorías diarias provenientes de las grasas.

Compre pastas bajas en grasa; en lugar de mantequilla consuma yogur bajo en grasas, quesos bajos en grasas (como el cottage o el fresco); tome leche descremada; ase a la parrilla en vez de freír y escurra la grasa de la carne preparada; reduzca la cantidad de aceite que utiliza para cocinar, no agregue aceite al guisado o a la cacerola, ni lo utilice como guarnición para las verduras; evite los postres y pasteles; raspe la cubierta del pan (cualquier excedente es un exceso de calorías); elimine el exceso de grasa de su carne. No coma pan con mantequilla y queso, sólo pan con queso.

Las grasas no polisaturadas y no monosaturadas

Su objetivo más importante es reducir el contenido total de grasas. Sin embargo, también debe fijarse en el tipo de grasas que consume. Las grasas saturadas, como mantequilla, crema, queso y grasa de la carne se parecen mucho a las que saturan las arterias de sarro. Algunas semillas también contienen grasas saturadas. Las grasas no polisaturadas (como la pasta de girasol) o las grasas no monosaturadas (aceite de oliva) son mejores. También debe incluir en su dieta el pescado grasoso (arenque, caballa, sardina, salmón).

Los minerales
y las vitaminas

Si consume una dieta balanceada como la que se describió antes, no necesita agregar a su dieta complementos vitamínicos o minerales.

Todos tendemos a comer demasiada sal o cloruro de sodio. No necesita poner un salero en la mesa. Muchos médicos creen que el exceso de sal eleva la presión sanguínea. Es conveniente reducir el uso de sal al mínimo, los alimentos tienen la suficiente. Evite los sustitutos de sal, ya que son altos en potasio; utilice hierbas y especias para agregar sabor.

Existe una situación en la que debe utilizar sal: cuando esté deshidratado o si tiene deficiencia de sal y agua. La deshidratación es provocada por sudar en exceso, como cuando realiza demasiado ejercicio durante un periodo prolongado o al estar en un clima cálido, por diarrea o vómito, o por la falta grave de

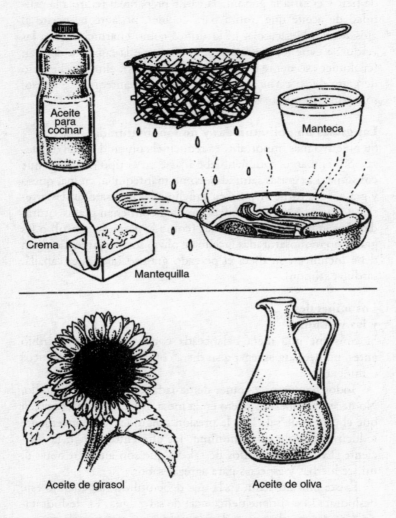

Aceite para cocinar

Manteca

Crema

Mantequilla

Aceite de girasol

Aceite de oliva

Algunas grasas saturadas (arriba), no polisaturadas y
no monosaturadas (abajo).

insulina que provoca poliuria. En este caso se recomienda tomar agua ligeramente salada o soluciones con sustitutos de sal, por ejemplo el Diorylate que tiene agua. Consulte a su médico. Si la bebida tiene un sabor desagradable es demasiado salada.

El potasio es otro mineral que necesitamos en cantidades moderadas, porque en exceso es nocivo. La mayoría de las personas no deben preocuparse por esto: su cuerpo lo mantendrá en perfecto equilibrio. Sin embargo, si toma pastillas solubles (diuréticos) para la inflamación de los tobillos o dificultad para respirar, o como tratamiento para la presión alta, es importante que consuma alimentos llenos de potasio. Está en las frutas cítricas, los plátanos y en las frutas deshidratadas, como los duraznos y los tomates.

Las personas obtienen de sus alimentos las vitaminas suficientes. Si usted es un vegetariano estricto, puede tener deficiencia de vitamina B_{12}. Necesitará un complemento. Hay recursos no animales de complementos de B_{12}. Consulte a su médico.

Las bebidas

Si suma el número de bebidas de todo tipo que ingiere a diario, se sorprendería del resultado. Las personas toman un mínimo de seis vasos o tazas de líquido al día. Por lo general, los médicos suponen que un adulto promedio necesita tres litros de agua por día. Una persona que come y bebe de manera normal ingiere esto por separado y el resto se mezcla con la comida, manzanas, sopa y verduras, por ejemplo. Puede decir que toma suficiente líquido al observar su orina. Debe ser de color amarillo pálido. Si es muy amarilla u oscura (lo que conocemos como concentrada) necesita tomar más líquido.

Pero ¿qué tomar? Toda el agua que quiera. El té y el café están bien, pero con moderación, demasiada cafeína puede ponerlo nervioso. Una investigación reciente sugiere que no es necesario cambiar al café sin cafeína para proteger su corazón, aunque algunas personas lo toman como una alternativa del café regular. El jugo de frutas es bueno en pequeñas cantidades, pero debe observar el contenido de azúcar. Revise las etiquetas de las bebidas enlatadas, pues algunas tienen sacarosa o glucosa. Las bebidas "dietéticas" son la mejor opción, pero con moderación. A ciertas personas les gusta el extracto de la carne o los jugos de verdura, observe el contenido de sal. Los licuados y el yogur para beber son poco recomendables por las grasas y el azúcar.

El alcohol

Padecer diabetes no le impide beber alcohol, aunque debe poner un límite con sentido común. Semanalmente es de 14 unidades para mujeres y de 21 para hombres. Una unidad de alcohol equivale a un cuarto de litro de cerveza, una medida común de alcohol o un vaso lleno de vino. Tenga cuidado con la cerveza baja en azúcar. La han destilado en exceso para convertir el azúcar en alcohol. Por otra parte, las cervezas y los vinos bajos en alcohol pueden contener mucha azúcar. Prefiera el vino o la cerveza comunes. Nunca los beba con el estómago vacío.

Monty pensó que había encontrado una solución muy exitosa. Tomaba una bebida en el bar del hotel con su jefe antes de caminar a casa. Como estaba bajo tratamiento de insulina para la diabetes, pidió un cuarto de cerveza baja en azúcar. Media hora después un policía lo encontró tambaleándose por la calle. Debido a que la respiración de Monty olía a alcohol, el oficial pensó que estaba borracho y se lo llevó a la estación de policía. Comenzó a estar más y más confundido, y lo llevaron a una celda para que se recuperara. Por suerte, el sargento de custodios buscó en sus bolsillos y encontró su tarjeta de diabético y algunas tabletas de glucosa. Después de aliviar su hipoglucemia lo llevaron a casa.

La hipoglucemia es una reducción de glucosa en la sangre. El alcohol provoca que el hígado deje de liberar glucosa y también puede provocar hipoglucemia en personas no diabéticas.

En la actualidad hay un extenso surtido de bebidas sin alcohol. Muchos sustituyen las bebidas alcohólicas con éstas. Consulte la etiqueta, ya que algunas de ellas tienen un poco de azúcar.

Si toma en exceso por un tiempo prolongado, dañará su páncreas tan severamente que puede provocar diabetes.

Alimentos "diabéticos" y otras comidas o complementos especiales

Alimentos "diabéticos". No es necesario comprar alimentos caros para diabéticos. No son tan recomendables los alimentos para diabéticos, ya que los elaboran con fructosa o sorbitol, en lugar de glucosa o sacarosa. Como se mencionó antes, no hay evidencia de que la fructosa sea mejor para los diabéticos que la glucosa, pues contienen el mismo número de calorías, por lo tanto, no puede utilizarse como parte de la dieta para bajar de peso. El sorbitol provoca molestias en el intestino si se consume en grandes cantidades (más de 30 g). Si quiere un poco de chocolate, coma un poco de chocolate regular después de comer.

Endulzantes artificiales. Con éstos, los refrescos y postres tienen más sabor. Sólo necesita pequeñas cantidades. Utilice una variedad de diferentes edulcorantes con moderación. Es preferible que aprenda a disfrutar sus alimentos con menos azúcar. Los endulzantes artificiales no sirven para cocinar.

Alimentos "saludables", pastillas y complementos. Una vez conocí a un hombre que tomaba 40 dosis diferentes de "complementos" al día. Le dije que era probable que estuviera tomando una sobredosis de algunos compuestos. También era probable que los demás fueran inofensivos, pero innecesarios.

Casi todos obtenemos lo necesario para mantenernos en forma mediante una dieta balanceada. No necesitamos complementos. Si pretende comprar alguno en una tienda para la salud, revise la etiqueta con atención. Un remedio de hierbas no cumple con las normas y los controles de calidad requeridos por la industria farmacéutica. Consulte a su médico y no suspenda su medicación usual. Un remedio de hierbas que se utilizó en el cuidado de la diabetes fue la *ruda cabruna*. Su componente activo es la metformina, ahora se fabrica como medicamento reductor de la glucosa.

La dieta para diabéticos ha cambiado

A quienes han padecido diabetes durante años, o quienes tienen parientes con diabetes, esta sección les parecerá confusa. Las ideas sobre las dietas para diabéticos han cambiado mucho con el tiempo. En el siglo XVIII, Rollo promovió una dieta baja en calorías que contenía carne rancia. Durante la primera parte del siglo XX, el único tratamiento para la diabetes era la inanición y una severa restricción de carbohidratos. La idea de que los diabéticos no debían consumir carbohidratos persistió durante algunos años hasta el descubrimiento de la insulina. A menos que tuvieran sobrepeso, se les permitía comer grasas y proteínas. En la actualidad, sabemos que el sobrepeso es perjudicial y que las personas necesitan muchos carbohidratos complejos combinados con fibra para llevar una dieta sana.

CUÁNTO COMER

Al ingerir alimentos, de inmediato se emplea energía o se toma la que está almacenada en alguno de los depósitos del cuerpo. Uno de ellos es el hígado, otro es la grasa. Por lo tanto, si come más de lo que su cuerpo necesita, subirá de peso.

Como diría el señor Micawber:

—Consuma 2000 calorías diarias, gaste 2000 calorías cada día y tendrá un equilibrio óptimo.

—Consuma 2500 calorías al día, gaste 2000 calorías a diario y estará obeso.

Es sencillo bajar de peso. Coma menos de lo que necesita por día y perderá peso. No obstante, sabemos que no es tan fácil hacerlo. Comer es maravilloso, reconfortante, llena nuestra panza. Comer menos lo hace sentir hambriento, cosa nada agradable; es difícil dejar de hacerlo.

Un problema adicional es que cada persona tiene necesidades distintas de alimentación. Todos conocemos a una persona delgada de verdad que come como un caballo y nunca sube de peso. También conocemos personas (tal vez nosotros) a quienes les cuesta mucho trabajo perder peso, incluso al comer en pequeñas cantidades. Así que, ¿cómo es posible bajar de peso?

El primer paso es ser honestos con nosotros mismos. Apunte cada cosa que coma o beba durante una semana. Y apunte las porciones, como cuántas cucharadas de cereal o postre, cuántas rebanadas de pan. Siéntese y eche un vistazo a esta lista.

1. *Evite las calorías innecesarias.* En la actualidad, ¿come algo que no le gusta? Si es así, deje de hacerlo, no tiene caso comer algo que no disfrute. ¿Se come lo que dejan otras personas, los niños, por ejemplo? Si es así, deténgase. Usted no es un cesto de basura.

2. *Evite comer de manera automática.* ¿Se sienta frente al televisor con una bolsa de papas fritas?, ¿o come un paquete de galletas mientras escribe a máquina?, ¿disfruta cada bocado? Si tiene la necesidad de masticar mientras realiza alguna actividad, intente mascar chicle sin azúcar o apio.

3. *Recupere el control.* ¿Come con mayor frecuencia fuera o dentro de casa? Si come fuera, es más probable que tenga un menor control sobre sus alimentos. ¿Puede empacar su almuerzo en lugar de comer la botana de la cantina?, ¿hay alguna verdulería a la que pueda ir en lugar de la barra de hamburguesas?, ¿si come en casa, puede llevar el control de lo que come?, ¿alguien más prepara la comida? Involúcrelos en su necesidad de perder peso. A todos nos gusta observar que alguien disfruta de lo que cocinamos y hay una tendencia natural a comer un segundo plato. Explíquele que no rechaza su comida, sólo sigue las indicaciones del médico para bajar de peso. (Una investigación demostró que las esposas de los diabéticos cambian sus hábitos alimenticios para ayudar a sus esposos a seguir su dieta, igual que los maridos de mujeres diabéticas.)

4. *Diga no.* Esta puede ser la parte más difícil. Comience a decir no: no a la comida grasosa, no a los alimentos azucarados, no a los segundos platos, pero no sea demasiado duro consigo mismo.

5. *Diga sí.* Siga las indicaciones de su régimen con el dietista y concéntrese en los alimentos que prefiera. Busque alternativas menos grasosas de cocinar otras de sus comidas favoritas.

6. *Coma menos*. Sírvase porciones menores. Utilice un plato pequeño para que la porción parezca mayor. Utilice una cuchara pequeña.

7. *Llénese*. Coma verduras sin grasa, incluya alcachofas, espárragos, ejotes, brócoli, coles de Bruselas, zanahorias, calabazas, rábanos, espinacas, colinabos, berros, calabacín, lechuga, repollo, pepinos, apio, tomates y cebollas.

8. *Manténgase ocupado*. Ocupe su mente para no pensar en comida todo el tiempo. Adquiera nuevos pasatiempos. Intente evitar situaciones que lo obliguen a comer de más.

9. *Haga ejercicio*. Queme un poco de grasa. Consulte el capítulo 17.

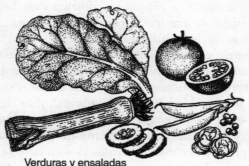

Verduras y ensaladas

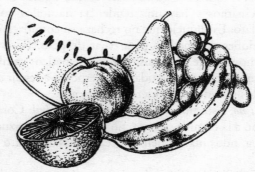

Fruta

Coma cinco raciones de fruta y verduras por día.

SPRING SAVINGS

$5 off

A PURCHASE OF $30 OR MORE
MARCH 29–APRIL 4

Waldenbooks®
BRENTANO'S®

BORDERS®

3 66000 84000 0000000000

GET THE BORDERS AND WALDENBOOKS
VISA® CARD AND RECEIVE A

$20 GIFT CARD

AFTER YOUR FIRST PURCHASE!

Learn more and apply
By phone: 1.888.659.1943
Online: www.waldenbooks.bankone.com

WALDEN EMAIL

SIGN UP & SAVE 15%

- Get a coupon good for 15% off the regular price of one item
  You'll receive your coupon by email after you sign up
- Get more coupons and savings sent to your inbox
- Get the latest news about the newest books

Sign up at the registers
or at www.waldenbooksstores.com/waldenemail

19913

10. *Sea honesto*. Primero consigo mismo y con su dietista o médico. Muchas personas prometen comer en pequeñas cantidades "lo suficiente para mantenerse ligeras como un ave". Pero los estudios demuestran que quienes dicen esto y que no bajan de peso, en realidad comen más de lo necesario, con frecuencia mordisquean la comida, ni siquiera se percatan de que lo hacen.

Doreen tiene 32 años y pesa 116 kilos. Intenta bajar de peso. *Esto es lo que cree haber comido el lunes.*

Desayuno

Medio vaso de jugo de uva, café negro, una rebanada de pan con mantequilla baja en grasas y una cucharada de mermelada.

Almuerzo

Emparedado de pollo (dos rebanadas de pan, mantequilla baja en grasas), tomate, lechuga, pepino, manzana. Una taza de té.

Cena

Alimento congelado de Weight Watcher's de 240 calorías, agua mineral, nieve de limón (hecha con endulzante artificial), café.

Esto es lo que Doreen comió en realidad:

Preparó el té de su mamá en la mañana; se comió una galleta rota.

Preparó el desayuno de los niños; se comió una rebanada de pan tostado mientras preparaba el suyo.

Desayuno

Medio vaso de jugo de uva, café negro, una rebanada de pan tostado con mantequilla baja en grasas y una cucharada de mermelada (lamió una cucharada de mermelada).

Al salir de compras

Probó los quesos que obsequiaban en el supermercado; cinco bocados. Se encontró a un amigo y tomó una taza de café con crema en la tienda departamental.

Almuerzo

Emparedado de pollo (dos rebanadas de pan, mantequilla baja en grasas), tomate, lechuga, pepino, una cucharada grande de mayonesa, manzana.

Trabajo vespertino en la oficina

Cumpleaños de Julie. Se comió más de una rebanada de pastel y una taza de té.

Preparó el té de los niños. Se comió algunos cacahuates y la salchicha que se quemó en la sartén.

Cena

Alimento congelado de Weight Watcher's de 240 calorías, agua mineral, medio vaso de vino de su esposo, nieve de limón (hecha con endulzante artificial), café, uvas.

Media noche

Hambrienta, bajó las escaleras y se comió dos galletas.

11. *No se rinda*. Si se detiene, siga intentándolo. Todos somos humanos. Recuerde que cada kilo que pierda es un paso para adelgazar.

El tratamiento de la diabetes y la reducción de peso

Si tiene sobrepeso, bajar es fundamental en su tratamiento para la diabetes. No obstante, conviene ajustar la dosis de sus pastillas reductoras de glucosa o insulina al comenzar a comer menos y a perder peso. Si no reduce la insulina conforme baja de peso, quizá tenga hipoglucemia. Revise la glucosa sanguínea, será muy útil. El beneficio de bajar de peso es que llevará un control regular de la glucosa sanguínea.

SISTEMA MÉTRICO

Estatura sin zapatos (m)	Hombres Peso sin ropa(kg)			Mujeres Peso sin ropa(kg)		
	Promedio aceptable	Rango de peso aceptable	Obeso	Promedio aceptable	Rango de peso aceptable	Obeso
1.45				46.0	42-53	64
1.48				46.5	42-54	65
1.50				47.0	43-55	66
1.52				48.5	44-57	68
1.54				49.5	44-58	70
1.56				50.4	45-58	70
1.58	55.8	51-64	77	51.3	46-59	71
1.60	57.6	52-65	78	52.6	48-61	73
1.62	58.6	53-66	79	54.0	49-62	74

Estatura sin	**Hombres**			**Mujeres**		
zapatos (m)	Peso sin ropa(kg)			Peso sin ropa(kg)		
	Promedio aceptable	Rango de peso aceptable	Obeso	Promedio aceptable	Rango de peso aceptable	Obeso
1.64	59.6	54-67	80	55.4	50-64	77
1.66	60.6	55-69	83	56.8	51-65	78
1.68	61.7	56-71	85	58.1	52-66	79
1.70	63.5	58-73	88	60.0	53-67	80
1.72	65.0	59-74	89	61.3	55-69	83
1.74	66.5	60-75	90	62.6	56-70	84
1.76	68.0	62-77	92	64.0	58-72	86
1.78	69.4	64-79	95	65.3	59-74	89
1.80	71.0	65-80	96			
1.82	72.6	66-82	98			
1.84	74.2	67-84	101			
1.86	75.8	69-86	103			
1.88	77.6	71-88	106			
1.90	79.3	73-90	108			
1.92	81.0	75-93	112			

El ayuno

Muchas religiones tienen días de ayuno o periodos que restringen los alimentos. El Ramadán y otros periodos de ayuno pueden cumplirse con cuidado si lo desea, aunque su religión lo exente debido a su condición. Comente sobre el ayuno con su consejero de diabetes antes de que lo inicie. Es necesario reducir las pastillas o la insulina: tómelas sólo durante los periodos de oscuridad, cuando se permite comer, por ejemplo. Es importante hallar una solución para su tratamiento durante los periodos de ayuno, con el fin de evitar la hipoglucemia.

RESUMEN

• Una dieta es lo que usted come.
• Su cuerpo no puede separar los alimentos azucarados, ya que los carbohidratos se absorben con rapidez.

- Ingiera carbohidratos llenos de almidón y fibras, que se digieren con lentitud. Su cuerpo puede asimilarlos.
- Coma la menor cantidad de grasa posible.
- Coma pequeñas cantidades de proteínas.
- Evite los alimentos fabricados para diabéticos.
- Tome alcohol con moderación.
- No consuma sal en exceso.
- Coma un poco de todo si tiene sobrepeso.
- Disfrute lo que coma.

Capítulo 8
Los medicamentos para reducir la glucosa

Si las medidas alimenticias no nivelan la glucosa sanguínea, tal vez su médico le recete pastillas para reducir la glucosa (conocidas como agentes hipoglucémicos orales). Las indicaciones para el tratamiento de insulina se mencionan en el capítulo 9. Las pastillas para reducir la glucosa sólo funcionan si su páncreas produce insulina. Necesita observar una dieta saludable y hacer ejercicio con regularidad. Tales pastillas contienen estimulantes de productores de insulina llamados sulfonilurias (la glicazida); absorbentes de glucosa y modificadores activadores/liberadores llamados biguanidos (metformina); sensibilizadores de insulina llamados tiazolidinediones (rosiglitazona); reguladores de glucosa con los alimentos (repaglinida); un bloqueador de la digestión de la sacarosa y un producto alto en fibra llamado goma guar.

LAS SULFONILURIAS

Existen distintos medicamentos de esta clase con diferente efecto de duración. Algunos se toman una vez al día, otros con mayor frecuencia. Ingiéralos antes de los alimentos.

La clorpropamida fue la primera. Aún se utiliza, aunque se sustituye con sulfonilurias más recientes. Es de efecto prolongado, hasta de 24 horas, por lo tanto, debe tomarse una vez al día, a la misma hora, cada día.

La glibenclamida se emplea con bastante regularidad en todo el mundo, aun cuando hoy en países como Gran Bretaña ya no es así. Penetra en las células islote y permanece ahí durante varias horas.

La gliclazida se utiliza con casiduidad. Se toma dos veces al día, o en presentación de efecto prolongado. Produce una respuesta más natural de la insulina a la glucosa que las sulfonilurias. También reduce la viscosidad de la sangre, lo que favorece la circulación. La glipizida tiene un efecto de duración similar. La tulbotamida es de corta duración. Las pastillas son muy grandes. La glimepirida es un nuevo agente de efecto prolongado que se toma una vez al día. Por lo general, deben realizarse estudios de hematología y del hígado, mientras la tome.

PASTILLAS DE SULFONILURIA

Nombre (*los nombres* **Frecuencia** *comerciales aparecen entre paréntesis*)	**Rango de dosificación** (*cada 24 horas*)	
Clorpropamida	50-500 mg	Una vez al día
Glibenclamida (Daonil, Semi-daonil, Euglucon)	2.5-15 mg	Una o dos veces al día
Gliclazida (Diamicron)	20-320 mg	Una o dos veces al día
Gliclazida (Diamicron 30 MR)	30-120 mg	Una vez al día
Glimeprida (Amaryl)	1-6 mg	Una vez al día
Glipizida (Glibenese, Minodiab)	2.5-20 mg	Una o dos veces al día
Gliquidona (Glurenorm)	15-180 mg	Una a tres veces al día
Tolbutamida	500-2000 mg	Una a tres veces al día

Esta es una guía g.neral. Recuerde que la dosis adecuada suya quizá sea menor que ésta

¿Cómo funcionan?
Las sulfonilurias funcionan de distintas maneras. Activan la liberación de insulina del páncreas como respuesta a la carga de glucosa. También provocan efectos en el hígado y en los tejidos, ayudan a que la insulina funcione eficazmente en un nivel receptor y posiblemente en las células.

Cuándo no se deben utilizar las sulfonilurias
En absoluto. Cuando la diabetes requiere manejo de insulina,

96

durante el embarazo, durante la lactancia.

Con precaución. En padecimientos del hígado y del riñón, insuficiencia renal, padecimientos de la tiroides y en personas de edad avanzada. Medicamentos que interfieren con las sulfonilurias o viceversa.

Existen muchos, entre los que están los antibióticos de sulfonamida (Septrin) y el cloranfenicol, la fenilbutazona, el ibuprofeno y medicamentos similares, la aspirina, el warfarin, otros anticoagulantes, los bloqueadores beta, los inhibidores de la monamina oxidasa, la sulfinpirazona y los barbitúricos. La tiazida y los esteroides aumentan la glucosa sanguínea.

Efectos secundarios

El efecto secundario más evidente es la hipoglucemia. Otros incluyen reacciones alérgicas: salpullido y malestares gastrointestinales; o bien, náusea o síntomas intestinales. El alcohol provoca ruboración al tomarse junto con algunas pastillas para reducir la glucosa, en particular la clorpropamida. Es difícil que provoquen daños en el hígado o anormalidades en las células sanguíneas. En casi todos los casos, los efectos secundarios desaparecen una vez que se suspende el medicamento. En la década de los sesentas el American University Group Diabetes Program propuso que el uso de la tolbutamida estaba asociado con un alto riesgo de insuficiencia cardiaca. Sin embargo, este estudio ha sido cada vez más rebatido. En la actualidad, las sulfonilurias se utilizan de forma ilimitada. La glibenclamida ha demostrado ser confiable en un estudio extenso llamado UKPDS. Es difícil que provoquen trastornos, las toman millones de personas en todo el mundo.

Hipoglucemia por sulfonilurias

Es evidente que las sulfonilurias reducen la glucosa sanguínea. Sin embargo, si toma más pastillas de las que necesita, come muy poco o hace demasiado ejercicio, la glucosa disminuye más de lo que desea. Quizá padezca hipoglucemia. Los síntomas y señales de ésta se detallan en el capítulo 10. Si sospecha que tiene hipoglucemia debe revisar la glucosa sanguínea. Si tiene alguna dificultad o se siente muy mal, ingiera un poco de glucosa de inmediato. Es muy importante que después consuma alimentos con carbohidratos de larga duración. Después debe ponerse en contacto con su consejero de diabetes. Debido a que todavía tiene sulfoniluria en su presión sanguínea, estimulará su páncreas a que continúe liberando insulina cada vez que se eleve la glucosa sanguínea. Por lo tanto, tal vez tenga hipoglucemia. Con la clorpropamida, las personas hipoglucémicas severas pueden tener disminución recurrente de la glucosa durante un día o más, hasta que eliminan el medicamento.

La glibenclamida es la causa más común de hipoglucemia durante el tratamiento con sulfonilurias: tal vez porque se prescribe con frecuencia y dura hasta 20 horas. Una de cada tres personas que toman glibenclamida manifiestan episodios de hipoglucemia, de modo que deben estar pendientes de ello. La alta frecuencia de hipoglucemia por glibenclamida es la razón por la que, en nuestros días, algunos médicos prefieren sulfonilurias alternativas.

LA METFORMINA

Es el único medicamento de su clase que sigue utilizándose. Se receta, en dosis separadas de 500-3000 mg diarios. No estimula la producción pancreática de insulina, tampoco provoca hipoglucemia, a menos que se tome en sobredosis. Ayuda a que la insulina funcione en los tejidos, reduce la absorción de la glucosa del intestino y reduce la liberación de la glucosa del hígado. En particular, la metformina es favorable en personas con sobrepeso, ya que les ayuda a bajar de peso (siempre y cuando sigan una dieta para bajar de peso). Provoca pérdida del apetito, al mismo tiempo que reduce la absorción de la glucosa.

Cuándo no se debe utilizar la metformina
En absoluto. Durante el embarazo y la lactancia, las personas que toman demasiado alcohol y aquellas con disfunción severa

de riñones, hígado, corazón o pulmones.

Con precaución. En personas de edad avanzada.

Medicamentos que interactúan con la metformina. La cimetidina y los anticoagulantes.

Efectos secundarios

Son más comunes que con las sulfonilurias, pero pueden evitarse al iniciar el tratamiento con dosis muy pequeñas, para que el cuerpo se acostumbre a la metformina. Los efectos secundarios incluyen falta de apetito, náusea, vómito y diarrea, un extraño sabor de boca, gases e indigestión. Raras veces, anemia de vitamina B_{12} o puede ocurrir mala absorción del ácido fólico. El efecto secundario más peligroso es la acidosis láctica: un grave trastorno del ácido en la química sanguínea. Es poco común y por lo general le sucede a las personas que tienen problemas en el riñón, presión muy baja, niveles bajos de oxígeno en la sangre, o enfermedades muy severas de cualquier índole. Suspenda la metformina temporalmente si va a tomarse una placa de rayos X, ya que requiere la aplicación de una inyección intravenosa de "tinte" de contraste. Coméntelo con su médico.

LOS REGULADORES DE GLUCOSA EN LA COMIDA

La repaglinida (novonorm) se toma en dosis de 0.5-4 mg antes de cada alimento, con una dosis máxima de 16 mg cada 24 horas. La nateglinida (starlix) se toma de 1 a 30 minutos antes de cada alimento y primero se toma una dosis de 60 mg con cada alimento. Puede aumentar hasta un máximo de 180 mg, tres veces al día.

¿Cómo funcionan?

Los reguladores de glucosa en la comida (prandial) están diseñados para controlar la elevación de glucosa que ocurre después de comer. Aumentan la liberación de insulina durante las horas de comida. Debido a que actúan rápida y definidamente, se toman junto con los alimentos, pues no permanece en la sangre y, por lo tanto, no reducen los niveles de glucosa.

Cuándo no se deben utilizar los reguladores de glucosa en la comida

En absoluto. En niños menores de 18 años, diabéticos que dependen de la insulina, mujeres embarazadas o en lactancia y quienes tienen disfunción grave de riñón o hígado.

Con precaución. En las personas de edad avanzada y quienes tienen disfunción moderada de riñón o hígado, insuficiencia de esteroides o mala alimentación.

Medicamentos que interfieren con los reguladores de glucosa en la comida o viceversa. Los inhibidores de la oxidasa monoamina, los beta bloqueadores, los inhibidores ACE (medicamentos que terminan en "pril", como el ramipril), la aspirina, los medicamentos sin esteroides antinflamatorios como el ibuprofeno/nurofen, la octreotida, el alcohol, los esteroides, los anticonceptivos orales, los diuréticos de tiazida (pastillas solubles), el danazol, las hormonas tiroideas, los simpatomiméticos (medicamentos como la efedrina), la rifampicina y la simvastatina (reductores de colesterol).

Efectos secundarios

Son medicamentos relativamente nuevos y, en la actualidad, se le ha pedido a los médicos que informen cualquier efecto secundario a los organismos reguladores. Al igual que las sulfonilurias, provocan hipoglucemia. Se ha observado salpullido, perturbación visual, elevación de las enzimas del hígado (estudios de sangre) y malestares gastrointestinales.

LAS TIAZOLIDINEDIONAS

Tiazolidinediona es el nombre de una nueva clase de medicamentos reductores de glucosa, diseñados para que la insulina funcione mejor. En la actualidad, estos medicamentos están autorizados para utilizarse, junto con la metformina, en personas con sobrepeso, o con las sulfonilurias en personas que no pueden utilizar la metformina. El objetivo es mejorar el control de la glucosa. Sólo puede recetarlas un médico especialista en el tratamiento de la diabetes tipo 2. La rosiglitazona (avandia) se toma en dosis de 4 mg al día, se aumenta (en personas que toman metformina, no en quienes toman sulfonilurias) hasta un total de 8 mg al día (una dosis sencilla o por separado). La pioglitazona (actos) se toma de 15-30 mg al día, junto con la metformina, y una sulfoniluria y rosiglitazona o pioglitazona. El medicamento jamás se toma como la única medicación para reducir la glucosa, aunque esto quizá cambie cuando se realicen estudios posteriores.

¿Cómo funcionan?

Las tiazolinedionas funcionan al incrementar la sensibilidad de su propia insulina. Esto quiere decir que su insulina funciona mejor y permite que una mayor cantidad de glucosa penetre en los tejidos del cuerpo, sobre todo en los músculos. Estos medicamentos también reducen la cantidad de glucosa liberada por el hígado. Es difícil tratar la diabetes tipo 2, ya que a menudo las personas son resistentes a la acción de su propia insulina, por lo tanto, este nuevo tipo de medicamentos tal vez sea muy útil.

Cuándo no se deben utilizar las tiazolidinedionas

En absoluto. En mujeres embarazadas o durante la lactancia; niños menores de 18 años, personas con disfunción del hígado, padecimiento severo de riñón o problemas cardiacos; personas en tratamiento de diálisis del riñón; y diabéticos que dependen de la insulina.

Medicamentos que provocan problemas con la tiazolidinediona o viceversa. Medicamentos sin esteroides antinflamatorios de insulina (éstos pueden provocar problemas cardiacos en pacientes bajo un tratamiento con insulina), como la aspirina, el ibuprofeno (nurofen) y el pacitaxel (taxol), un medicamento para el cáncer.

Efectos secundarios

Al igual que otros medicamentos que reducen la glucosa, las tiazolidinedionas provocan hipoglucemia. La primera tiazolidinediona, la troglitazona, se retiró del mercado porque provocó la muerte por daño al hígado. Todos los medicamentos de este tipo causan problemas en el hígado, por lo que deben realizarse estudios sanguíneos del mismo. Otros efectos secundarios que se han reportado son anemia, retención de líquidos, aumento de peso, dolor de cabeza, malestar gastrointestinal, cansancio, perturbación visual, dolor en las articulaciones, sangre en la orina, impotencia, mareo.

LA ACARBOSA

La acarbosa (glucobay) se toma con los alimentos, incluso se mastica con el primer bocado o se traga entera con agua antes de comer. Inicie con 50 mg al día con su comida principal. Se incrementa de acuerdo con el control de glucosa, en dosis de 50 mg cada quince días, hasta 50 mg tres veces al día. Al aumentar la dosis, se incrementa el riesgo de tener efectos secundarios en el estómago. La dosis máxima es de 200 mg tres veces al día.

¿Cómo funciona?
La acarbosa funciona en el intestino mientras se digieren los alimentos. Bloquea la enzima (química) que convierte al azúcar (sacarosa) en glucosa. Esto significa que el almidón y la glucosa atravesarán el intestino y saldrán con las heces sin absorberse. Si come alimentos azucarados, el azúcar se "fermenta" en su intestino y puede provocarle gases, dolor abdominal y diarrea.

Aviso importante: Debido a que la acarbosa evita la conversión de la sacarosa en glucosa, debe llevar tabletas de glucosa con usted si tiene una reacción de disminución de azúcar, ya que el azúcar no le ayudará.

Cuándo no se debe utilizar la acarbosa
En absoluto. En problemas del intestino, como la colitis o el padecimiento de Crohn, úlceras en el intestino, obstrucción intestinal, problemas crónicos de digestión o absorción; durante el embarazo o la lactancia, y disfunción del hígado o del

riñón (se sugiere que se realice estudios del hígado, durante el primer año del tratamiento).

Medicamentos que interfieren con la acarbosa o viceversa. Los medicamentos que absorben los compuestos intestinales, las enzimas pancreáticas (como el creon), la neomicina, la colestiramina (grageas que reducen el colesterol) y el digoxin. Si la acarbosa se utiliza junto con el tratamiento de otros reductores de glucosa, los niveles de glucosa sanguínea deben revisarse con cuidado, ya que la acarbosa aumenta el riesgo de hipoglucemia, lo cual hace necesario reducir el tratamiento.

Efectos secundarios
Los efectos secundarios gastrointestinales son comunes: gases, inflamación, indigestión después de comer, dolor abdominal o molestias y diarrea. Estos efectos pueden reducirse con una dieta baja en azúcares y evitando aumentar la dosis de acarbosa. Pocas veces son un problema la ictericia, la inflamación del hígado y el salpullido.

LA GOMA GUAR

La goma guar (guarem) se utiliza en la actualidad con poca frecuencia. Viene en sobres que se disuelven en 200 ml de agua. Se toma un sobre antes de cada alimento. El sobre puede esparcirse sobre la comida.

La goma guar es un agente espeso de fibra que disminuye la absorción de glucosa al adherirse a la fibra que contiene su dieta. No deben tomarlo los niños o quienes tienen problemas intestinales u obstrucción intestinal. Si se utiliza junto con otra medicación que reduce la glucosa, puede provocar hipoglucemia y es necesario reducir la dosis de su otra medicación. Puede provocar gases, inflamación abdominal y diarrea.

LOS TRATAMIENTOS COMBINADOS

Algunas pastillas que reducen la glucosa pueden utilizarse combinadas para mejorar el control de glucosa. Sólo puede hacerlo bajo autorización médica. Las siguientes mezclas se utilizan con regularidad:

    Sulfoniluria y metformina
    Sulfoniluria y tiazolidinediona
    Sulforiluria y acarbosa
    Metformina y tiazolidinediona
    Metformina y repaglinida

LOS PROBLEMAS CON LAS PASTILLAS

Problemas para controlar la glucosa sanguínea

Si un tratamiento combinado, una dieta saludable y el ejercicio no consiguen mantener un buen equilibrio de la glucosa sanguínea, necesita insulina. Pese a que a nadie le gusta inyectarse con insulina, es preferible que no retarde el inicio del tratamiento: se sentirá mucho mejor en pocos días y no es tan doloroso como imagina (consulte el capítulo 9).

Vómito y otros padecimientos

Si no puede suspender sus tabletas o si tiene diarrea (lo que significa que no puede absorberlas), comuníquese con su médico. Mientras tanto, revise la glucosa sanguínea, por lo menos cada seis horas, o preferentemente con más regularidad. Si se siente muy mal para medir la glucosa, acuda a un hospital. Las infecciones y otras enfermedades elevan la glucosa sanguínea (necesita insulina para controlar esta situación). El vómito es una señal de peligro en la diabetes, puede reflejar un padecimiento que provoca un aumento de la glucosa sanguínea o puede suceder por la elevación de la glucosa y un desequilibrio químico significativo. Si tiene diarrea, no podrá absorber su tratamiento. Pida ayuda de inmediato.

Problemas para controlar la glucosa sanguínea

Es probable que sólo necesite tomar más pastillas (suponiendo que sigue rigurosamente una dieta saludable). Solicite a su médico o a su consejero de diabetes que le indiquen en qué forma puede aumentar la dosis de sus pastillas (dentro de un rango seguro), si se elevan sus niveles de glucosa sanguínea.

La glucosa sanguínea se eleva de manera temporal por una enfermedad o una operación. Se normaliza después de algunos días o semanas con tratamiento de insulina. Sin embargo, con el paso de los años, el páncreas produce cada vez menos insulina, hasta que, al fin, las pastillas dejan de funcionar. Cuando esto sucede, no le ayudará ninguna dosis o ajuste en el tipo de pastillas que tome y necesitará inyecciones de insulina. Esto no es un problema mayor. Si deja pasar el tiempo ("sólo un intento más con las pastillas", "seguiré la dieta rigurosamente") padecerá todos los síntomas de la diabetes sin tratamiento y se sentirá muy mal. Si necesita insulina, utilícela, para que pronto comience a sentirse mejor.

Lo que debe saber acerca de sus pastillas

1. *El nombre.* El nombre propio (genérico), por ejemplo, glibenclamida y el nombre comercial, por ejemplo, daonil.

2. *Para qué sirven.* Disminuir la glucosa sanguínea.

3. *Cuándo tomarlas.* Antes de cada comida o con los alimentos, en el caso de las sulfonilurias y con los alimentos o después de comer, en el caso de la metformina. Asegúrese de saber los horarios correctos.

4. *Cuánto tomar.* Tenga cuidado, algunos medicamentos se comercializan en distintas porciones, por lo tanto, necesita saber la graduación de sus pastillas y su dosis en miligramos (mg) o gramos (gr), 1 gr equivale a 1000 mg., es decir, 40 mg de gliclazida es media pastilla de 80 mg y 160 mg de gliclazida son dos pastillas de 80 mg. Necesita tomar dosis distintas en la mañana y en la tarde. (No se moleste por el modo en que explico esto, pero con frecuencia se cometen errores.)

5. *¿Qué tipo de efectos secundarios pueden surgir?* Hipoglucemia con casi todas; consulte las páginas anteriores para conocer otros efectos secundarios.

6. *Probables reacciones con otras pastillas.* Ninguna.

7. *Por cuánto tiempo hay que tomarlas.* En forma indefinida, a menos que se le haya indicado lo contrario. Esto quiere decir que debe reabastecerse antes de que se le terminen. Muéstrele al médico el frasco original. Compare las pastillas que le entregue el farmacólogo con las que tiene en su frasco original, deben ser las mismas.

8. *Costo.* En muchos países, las personas que toman pastillas para reducir la glucosa están exentas de gastos por prescripción.

9. *¿Su "tarjeta de diabetes" contiene los datos correctos?* Llévela consigo siempre.

10. *Si toma pastillas para reducir la glucosa.* Lleve siempre glucosa consigo.

RESUMEN

• Las pastillas que reducen la glucosa sólo surten efecto si usted aún produce insulina.

• Las pastillas que reducen la glucosa pueden provocar hipoglucemia.

• La metformina ayuda a reducir la glucosa sanguínea de manera eficaz, también a que bajen las personas con sobrepeso.

• Asegúrese de saber qué toma, cuándo ingerirlo, cuánto tomar y para qué.

• Lleve una "tarjeta de diabetes" u otra tarjeta de identificación.

• Lleve glucosa, si toma pastillas para reducir la glucosa.

• Revise su concentración de glucosa sanguínea.

• Solicite ayuda si tiene vómito o cualquier otro padecimiento que eleve la glucosa sanguínea.

Capítulo 9
El tratamiento con insulina

Si su cuerpo no es capaz de producir suficiente insulina para mantener la glucosa sanguínea normal, requiere someterse a tratamiento de insulina. A muchas personas les asusta, pero en la actualidad no tiene de qué preocuparse. La inyección no duele más que un piquete de mosquito, incluso un niño puede aprender a aplicarse una inyección de insulina. Además, si tiene una moderna pluma de insulina, no necesita utilizar aguja y jeringa: sólo debe elegir la dosis en su pluma y colocar la fina aguja entre un doblez de piel y grasa.

¿QUIÉN NECESITA INSULINA?

Las personas con diabetes tipo 1 necesitan insulina, esto incluye a casi todas las personas que tienen diabetes antes de los treinta años. Si no produce insulina, ningún otro tratamiento funcionará.

Las personas que no pueden controlar la glucosa sanguínea con dieta, ejercicio y pastillas que la reducen, también necesitan insulina. Este tratamiento no funciona porque ya no produce insulina suficiente para que surtan efecto las pastillas. Tome en cuenta que dije que el tratamiento no funciona, no usted. No es culpa suya que su páncreas deje de producir suficiente insulina. Se sentirá mucho mejor con el tratamiento de insulina, por lo tanto, no lo evite.

Si, por lo general, su diabetes se controla sólo con dieta o con dieta y pastillas, cuando se sienta mal necesitará tratamiento con insulina de manera temporal. Algunos ejemplos son cuando tiene infecciones, ataques al corazón u operaciones, o después de un accidente. En casi todos los casos puede retomar su tratamiento usual, una vez que se haya recuperado.

Las mujeres embarazadas que no pueden controlar su diabetes mediante una dieta, o que por lo general toman tabletas para reducir la glucosa, deben someterse a tratamiento de insulina hasta que nazca el bebé.

LO QUE NECESITA SABER SOBRE EL TRATAMIENTO DE INSULINA

Información fundamental
Apúntela y llévela consigo todo el tiempo. Es fundamental para su supervivencia.
- El nombre de la(s) insulina(s) que su médico le recetó.
- La dosis.
- Cuándo inyectarse.
- Dónde inyectarse.
- Cómo mantener la insulina en buenas condiciones.
- Dónde conseguir la insulina.
- El nombre del sistema de inyección de insulina (jeringa y aguja, o pluma).
- Cómo vigilar el sistema de inyección de insulina.
- Cómo utilizar la insulina y el sistema de inyección.
- Qué hacer si se siente indispuesto o enfermo, incluyendo la hipoglucemia.
- A quién llamar si necesita ayuda (durante el día o la noche).

Información oportuna
La "información fundamental" es mínima. No le permite ajustar su tratamiento, tampoco resolver cualquier emergencia. Una mayor información le ayudará a entender cómo funciona su tratamiento y lo mantendrá a salvo de cualquier molestia o padecimiento. Como dijo el doctor Lawrence: "No basta con que su médico lleve su tratamiento por el camino adecuado. Debe aprender a seguirlo y a manejarlo en casa". Aprenda lo más posi-

ble sobre su insulina y la forma en que debe utilizarla, y la respuesta de su cuerpo, esto marcará la diferencia entre adaptar su vida al tratamiento y a la inversa, por lo tanto, la información oportuna que debe tener es la siguiente:

- ¿Qué tipo de insulina?
- ¿Cómo funciona?
- ¿Qué efectos secundarios provoca en el cuerpo?
- ¿Cómo puede ajustar la dosis y el horario?
- ¿Qué hacer en caso de emergencia?
- ¿Qué otros métodos de insulina e inyecciones hay?

Me parece que todas las personas querrán controlar su tratamiento, en lugar de que éste los controle, razón por la que alterno la información fundamental y la conveniente en las siguientes secciones.

INSULINA

Los tipos de insulina

De efecto rápido. La insulina que su cuerpo producía era una sustancia sin color y transparente. Este tipo de insulina se produce como un líquido parecido al agua. Se llama insulina soluble (en Estados Unidos, insulina regular). El hipurin soluble es un ejemplo. En estos días, casi todas las insulinas transparentes se llaman neutrales y algunas son análogas; es decir, insulinas modificadas. Algunos nombres comerciales son actrapid, humalog, humulin S (humulin R, en Estados Unidos), Novorapid y Velosulin. Estas insulinas son transparentes y de efecto rápido.

Nota: Una nueva insulina de efecto *lento*, llamada glargine, es transparente; tenga cuidado.

La insulina de efecto rápido se inyecta directamente en la sangre (sólo se lleva a cabo en el hospital). Comienza a surtir efecto en pocos minutos. Si se inyecta de forma subcutánea, comienza a surtir efecto después de media hora; casi todas las marcas tienen un efecto óptimo entre 2 y 6 horas después. Las

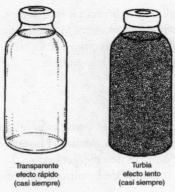

Transparente
efecto rápido
(casi siempre)

Turbia
efecto lento
(casi siempre)

Insulina.

insulinas análogas de efecto ultra rápido como el humalog (insulina lispro) y novorapid (insulina aspart) alcanzan su mayor efecto después de media hora y dejan de funcionar después de dos horas.

Las insulinas de efecto rápido controlan un alimento que se ingiere a los pocos minutos de la inyección. Algunas personas se inyectan insulina de efecto rápido antes de comer.

De efecto prolongado. Estas insulinas están elaboradas para retardar su acción después de haberlas aplicado. La insulina turbia siempre es de efecto prolongado. Algunas de éstas son lentas porque utilizan formas cristalinas; otras agregan protamina y otras más incluyen zinc. Uno de los problemas con las insulinas de efecto prolongado es que su duración varía en cada persona. Una insulina que a una persona le dura 24 horas, es posible que a otra sólo le sirva si le aplican una doble dosis diaria. En general, las siguientes insulinas son de efecto medio y, por tanto, se aplican dos veces al día: humulin I, isofane, insulatard, protafane y semitard. El monotard se encuentra en medio. Por lo general, estas insulinas se consideran de efecto prolongado y se aplican una vez al día: hypurin protamine zinc y ultratard. La insulina glargine es de efecto prolongado y está diseñada para proporcionar un perfil de efecto duradero uniforme como refuerzo para la insulina de efecto rápido. Es transparente.

110

Combinación de proporciones fijas. Son combinaciones de insulinas de efecto rápido y de insulinas isofane que ofrece el fabricante. Incluyen el humalog mix 25 o mix 50, humulin M2, M3, M5 y mixtard 10 a 50. Si aumenta la dosis de una de estas insulinas, se incrementará la dosis de los componentes que funcionan a mediano y corto plazo.

¿De qué está hecha la insulina?
Insulina de humano, de cerdo y de res

Al principio, el único recurso de insulina era el páncreas de un animal (de res o de cerdo). La demanda de proveedores de materia prima del páncreas del cerdo requería que casi toda la insulina se produjera en Dinamarca. En nuestros días, la insulina de res se utiliza en raras ocasiones. Se parece menos a la insulina humana que la variedad porcina, la cual sólo difiere en un pequeño detalle.

Hace quince años, la insulina se convirtió en el primer medicamento producido mediante ingeniería genética. Al alterar el material genético de una bacteria inofensiva, se produce insulina humana. Se elimina la bacteria y se purifica la insulina. Esto significó que las personas con diabetes ya no dependerían de los animales para su suministro de insulina. También significó que, por fin, obtendrían la que hubiera producido su cuerpo si no fueran diabéticas. Debido a que la insulina animal es "extraña" para el cuerpo, se producen anticuerpos para la insulina, de modo que es necesario aumentar las dosis de insulina para obtener el mismo efecto reductor de glucosa. La formación de anticuerpos también provoca que varíen las respuestas a la insulina. Se cree que estos anticuerpos tienen alguna relación con la lesión de los tejidos. Los altos niveles de anticuerpos se relacionan con la formación de lesiones en las áreas de inyección. (También se producen anticuerpos para la insulina humana, aunque a menudo esto no sucede.) Las insulinas modernas, muy purificadas (sin tomar en cuenta su origen) tienen una menor posibilidad de provocar la formación de anticuerpos que las insulinas anteriores. Las insulinas producidas de manera genética están hechas de una bacteria que se especifica en la etiqueta como "crb" o "prb". Pueden utilizarse fermentaciones que se especifican en la etiqueta como "pir". También se ha demostrado que es posible modificar la insulina porcina utilizando enzimas, con lo cual se especifica "emp" en la etiqueta. Muchos diabéticos que dependen de la insulina, hoy utilizan insulina humana; de modo que disminuye el uso de la insulina animal.

Medidas. Toda la insulina que se produce en Gran Bretaña tiene una concentración de 100 unidades por mililitro. Se conoce como insulina U100. En otros países se utilizan medidas diferentes, por lo tanto, ponga atención a la concentración en su propio país y si tiene que conseguir insulina en el extranjero. Debe utilizar jeringas U100 para obtener 100 mg de insulina.

Conservadores. Toda la insulina contiene conservadores para mantenerla estéril hasta la fecha de caducidad. Por ello tiene un olor ligeramente antiséptico y debe insertar la aguja en el engomado del frasco sin infectar la insulina.

Cómo se envasa la insulina

Por lo general, la insulina viene en frascos o cartuchos con un tapón de sello de goma. Cada botella está etiquetada con el nombre y la fecha de caducidad, junto con otra información. Cada vez que compre una nueva botella de insulina y cada vez que la utilice, revise que sea el tipo adecuado de insulina para usted, si toma humulin S y humulin I, asegúrese de que no le den humulin M2, y revise que no haya expirado.

Es cada vez más frecuente que la insulina se envase en cartuchos. Son del mismo tamaño que los cartuchos de tinta y tienen una tapa con un sello de goma en un extremo (que debe penetrarse con una aguja o pluma de doble aguja) y un tapón que debe presionarse con el émbolo de la pluma del otro lado. Es posible obtener insulina de un cartucho utilizando una jeringa común y una aguja, pero sólo debe hacerlo en caso de emergencia (en caso de que se rompa la pluma y no haya guardado la insulina) y no se recomienda. Si utiliza frascos de insulina, asegúrese de que tengan la adecuada y que aún no haya caducado.

Debido a que la insulina es una proteína, se digiere al tragarla. Los investigadores intentan hacer cápsulas de insulina que se liberen en el intestino grueso, más allá del alcance de las enzimas digestivas. Sin embargo, todavía hay muchos problemas por resolver, incluyendo la absorción favorable en la dosis precisa. Estos problemas se incrementan con la insulina intranasal (insulina que se aspira por la nariz). Ambos tipos de administración de insulina son experimentales y parece que no reemplazarán las inyecciones de insulina. Pueden implantarse en el hígado y en otros tejidos las células islote que producen insulina, lo que significa que pueden producir insulina en el cuerpo. Algunas personas con diabetes han recibido transplantes de células islote, aunque sigue siendo una técnica de investigación. En la actualidad, hay un gran proyecto de investigación al respecto en Gran Bretaña. Es difícil obtener suficientes islotes puros, ya que deben protegerse del rechazo corporal. En cualquier caso, si necesita insulina ha de aplicarse una inyección.

Cómo cuidar la insulina

La insulina es una proteína, lo que significa que, al igual que un huevo, se altera de manera constante si se congela o se calienta. Aunque puede comer un huevo que fue congelado antes o cocido, la insulina que se ha alterado de esta manera ya no sirve.

Algunos investigadores probaban un nuevo tipo de insulina. Se produjo un lote amplio en otro país y se importó el cargamento. Los trabajadores descargaron el avión y dejaron los contenedores en la pista para que los recogieran después. Nevó y toda la insulina se congeló. El cargamento completo perdió su valor.

Bill es un representante de ventas y viaja con frecuencia. Un día, estuvo a punto de olvidar su insulina. Su esposa corrió trás él y lanzó los frascos por la ventana del auto. Bill los puso en la guantera. Dejó el auto estacionado bajo el sol todo el día. Fue uno de los días más calurosos del año. Su viaje de negocios duró varios días y, aunque Bill siguió su dieta y dosis usuales de insulina, la glucosa sanguínea se elevó y comenzó a tener sed. Sólo hasta que regresó a casa y comenzó a administrarse insulina fresca empezó a sentirse mejor. Al final, se percató de que la insulina que llevó a su viaje se alteró por el calor del sol.

Hoy en día puede llevar los frascos con usted: casi todos los usuarios de la pluma de insulina lo llevan en el bolsillo durante 28 días a 25ºC. Sin embargo, al viajar, debe proteger su insulina para que no se congele ni se caliente. Mantenga sus reservas de insulina en el refrigerador entre 15 y 10ºC. Por lo general, es más seguro mantenerla lejos de la sección más fría, el congelador. Tenga siempre, al menos, un frasco o cartucho por separado en su casa, o en el equipaje si sale de viaje. Si utiliza la pluma, también debe tener un frasco de insulina y una jeringa con aguja, por si acaso pierde la pluma, se daña o no funciona. Recuerde que si le roban el bolso, puede perder su insulina. Considere guardarla en el bolsillo más seguro cuando viaje (consulte el capítulo 18).

Aunque la insulina esté autoesterilizada, no es tan fácil mantenerla limpia. Esto significa limpiar el tapón antes de insertar la aguja. Algunas personas utilizan toallas impregnadas de alcohol, aunque también hay aerosol y frascos de alcohol u otros antisépticos. Pregunte a su médico o a su enfermera cuál le recomiendan.

LOS SISTEMAS DE INYECCIÓN DE INSULINA

Las jeringas

Cuando comencé a interesarme en la diabetes, casi todos los pacientes con tratamiento de insulina utilizaban jeringas de vidrio, con agujas reutilizables. Era complicado mantener la jeringa limpia, podía romperse, además de que las inyecciones eran dolorosas. Las jeringas y las agujas desechables se utilizaban en el hospital y no se conseguían sin receta. Cuando era posible, casi todas las clínicas las proporcionaban a los pacientes. Después, como resultado de un gran esfuerzo por parte de la British Diabetic Association (hoy Diabetes UK), apoyado por pacientes particulares y otras personas involucradas, se consiguió que las jeringas desechables, las plumas y las agujas estuvieran disponibles con receta médica. En este tiempo, nadie utiliza las jeringas de vidrio.

Diferentes empresas fabrican jeringas; se venden con agujas fijas o desmontables. Es probable que, para casi todos los pacientes, sea más práctico utilizar las que tienen aguja fija. Quienes se inyectan insulinas que no necesitan mezclarse, deben utilizar una jeringa y una aguja por separado. Así, pueden aplicar cada dosis de insulina, inyectándola a través de una aguja que permanece en la piel. Algunas personas se aplican la insulina de este modo.

Las jeringas de 0.3 ml (30 unidades), 0.5 ml (50 unidades) y de 1 ml (100 unidades) están graduadas en unidades de insulina; están diseñadas para utilizarlas una sola vez. Mantenga el empaque de la jeringa intacto y seco hasta que lo utilice, de lo contrario no se mantendrá estéril.

Es su responsabilidad mantener las jeringas y agujas protegidas; y debe avisarle a la policía si las pierde o se las roban. De igual manera, debe tener cuidado al desecharlas. Su médico general puede recetarle un cargador de agujas que guarda hasta mil agujas y puede desecharse con facilidad. También puede conseguir cajas herméticas en su clínica u hospital, dependiendo de su sistema local. Jamás tire una jeringa con aguja en el cesto de basura, sin asegurarse primero de que nadie pueda pincharse o utilizarla (un consejo triste para nuestra sociedad).

Las plumas de insulina

Hay disponibles distintos tipos de plumas de insulina (pregunte a su enfermera sobre los modelos más recientes). Utilizan un cartucho de insulina y un tapón que se limpia automáticamente en un extremo y un tapón de goma en el otro. La aguja desechable tiene dos puntas: una entra en el tapón y la otra, una aguja más delgada, entra en su piel. La dosis de insulina se selecciona al presionar el émbolo cierto número de veces (si lo presiona una vez, tendrá media o dos unidades de insulina, así que debe revisar la pluma), o marcando la dosis adecuada y girando o presionando el tapón, para inyectar la insulina. La pluma es fácil de llevar y de utilizar, casi todas las personas diabéticas están cambiando las jeringas por uno de estos dispositivos.

A raíz de que existen distintos modelos en el mercado, es importante que elija una pluma que se adapte a sus necesidades. Algunas plumas anteriores son simplemente cubiertas para una jeringa con un émbolo distinto. Hay plumas fáciles de utilizar, y es el único método en el que puede utilizar cualquier tipo de insulina. Por otra parte, casi todas las plumas e insulinas no son intercambiables. De modo que, a menos que esté preparado para cambiar de insulina, es posible que otra persona ya ha tomado la decisión por usted. Sin embargo, si no la ha tomado aún, puede manejar distintas plumas. ¿Se ajusta a su mano?, ¿puede elegir una dosis y expulsar con facilidad la insulina?, ¿la pluma muestra cuánta insulina se ha aplicado y cuánta queda?, ¿es posible corregir errores antes de aplicar la inyección?, ¿la pluma tiene un "dispositivo de bloqueo" para que la insulina no se expulse hasta que usted lo decida? También entérese de los detalles de traer un refuerzo. ¿Qué sucede si tiene algún problema con la pluma?, ¿la compañía le dará otra de inmediato? Lo ideal es que usted cuente con dos plumas, una para mantenerla en uso y otra de repuesto, aunque tal vez esto no sea posible mientras el número de plumas sea limitado.

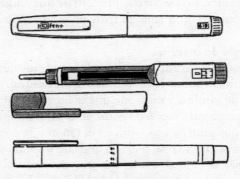

Tres tipos de plumas con jeringa para insulina
(existen muchas más).

Otros dispositivos

Existen diferentes cánulas, que pueden dejarse bajo la piel durante un día o más. La insulina se inyecta en un puerto que se sella en forma automática. A muchas personas les parece que las inyecciones causan tan pocos problemas que no es necesario un dispositivo interno que puede atorarse en su ropa o infectarse sin ninguna necesidad. Sin embargo, otras personas lo prefieren.

Las descargas de insulina emplean una tecnología desarrollada en la vacunación masiva para impulsar la insulina bajo la piel a una presión alta. Esto no requiere una inyección como tal. A casi todas las personas estos dispositivos les parecen muy útiles, aun cuando otros se lesionan en las áreas de aplicación y la insulina vuelve a salir.

Otros dispositivos incluyen lupas para colocarlas sobre las graduaciones de la jeringa, lo cual mejora la visión al cargarlas, al igual que guías para esconder la aguja. La creación de las plumas de insulina ha permitido que las inyecciones se apliquen con más facilidad y parece que menos personas tienen problemas con la administración de insulina, ya que tienen ocultos los dispositivos.

Las bombas de insulina

Por lo general, el páncreas libera insulina todo el tiempo: en pequeñas explosiones cada dos o tres segundos. Se liberan cantidades mayores cuando se eleva la glucosa sanguínea, por lo tanto, es sencillo pensar que incluso cuatro inyecciones de insulina al día pueden imitar con exactitud la función pancreática normal.

Esto ha permitido el desarrollo de una infusión continua de insulina subcutánea (ICUS), mediante bombas que se utilizan todo el tiempo. Las bombas eran muy comunes hace algunos años, pero dejaron de serlo, pero hoy han tenido un importante resurgimiento. Una de las razones por las que dejaron de utilizarlas era que requerían de una supervisión minuciosa, la alta frecuencia de problemas (incluyendo la cetoacidosis y en algunas ocasiones, hipoglucemia grave), la incomodidad, inconveniencia y molestia de una caja conectada a un tubo con una aguja *clavada* 24 horas al día, todos los días: y la demostración de que el equilibrio de glucosa que proporcionan no es mejor que el de la terapia de insulina convencional. La ICUS es una opción para los pacientes que, además de revisar con frecuencia la glucosa y llevar un tratamiento adecuado de insulina, no pueden mantener un buen equilibrio de glucosa. Sin embargo, no es una opción sencilla y deben elegirla con cuidado después de haberlo analizado con su consejero de diabetes.

Existen otras bombas de insulina que se implantan, por ejemplo, intraperitoneal (se implanta en la cavidad abdominal). Además de causar un fuerte impacto, siguen en fase experimental, se utilizan sólo como un último recurso. Hay pacientes que han salvado sus vidas con uno de estos dispositivos, pero quizá sólo algunas personas con una diabetes muy grave recurran a esta medida drástica.

LOS PATRONES DE TRATAMIENTO DE INSULINA

Existen tantas versiones sobre el tratamiento de insulina, como endocrinólogos (médicos especialistas en diabetes). Algunos patrones son más comunes que otros. En general, aplicar insulina una vez al día no es una manera eficaz de equilibrar la glucosa sanguínea, y se reserva para pacientes de edad avanzada, quienes tienen problemas para manejar su condición o para niños muy pequeños. En raras ocasiones, la insulina se aplica una vez al día diabéticos con una producción de insulina pancreática residual, pero no la suficiente para mantener normal la glucosa sanguínea. Gran parte de los que la utilizan lo hacen dos veces al día y la dosis se aumenta en personas que utilizan las plumas, antes de cada alimento.

En general, necesita insulina para dos tipos de equilibrio de la glucosa: junto con los alimentos y para coadyuvar en el mantenimiento del cuerpo (aportar la glucosa que producía el cuerpo). La insulina de efecto rápido se administra con los alimentos. La turbia, de efecto prolongado, favorece el mantenimiento del cuerpo.

Muchas personas utilizan dos terceras partes de su insulina diaria durante la mañana y la otra tercera parte en la tarde. Aproximadamente, una tercera parte de su insulina tendrá un efecto rápido y las otras dos terceras partes, un efecto prolongado. El patrón de insulina que necesita debe ajustarlo usted mismo y no alguien más. No existe un patrón de insulina correcto o equivocado. Su patrón de insulina final puede ser diferente por completo del que se describe en este libro: si obtiene un buen equilibrio de glucosa y puede manejarlo, ése es el patrón de insulina correcto para usted.

Insulina dos veces al día

Es una combinación de insulina transparente, de efecto rápido, mezclada con insulina turbia, de efecto medio, que se aplica antes del desayuno y antes de la comida.

- En la mañana, la de efecto rápido funciona hasta la hora del almuerzo.
- En la mañana, la de efecto medio funciona del almuerzo hasta la comida.
- En la tarde, la de efecto rápido funciona hasta la hora de dormir.
- En la noche, la de efecto medio funciona durante toda la noche hasta la siguiente mañana.

Extracción y mezcla de la insulina

a) Gire el frasco con suavidad para revolver la insulina.
b) Extraiga el aire.
c) Inyecte aire en el frasco de la insulina turbia.
d) Deje la insulina turbia sobre la mesa.
e) Extraiga el aire.

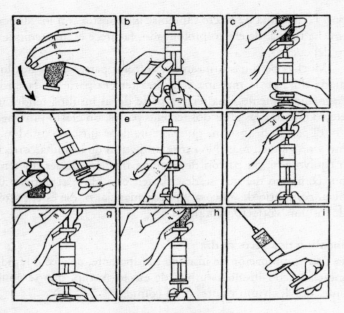

Extracción y mezcla de la insulina.

f) Inyecte aire en el frasco de la insulina transparente y extráigala.

g) Elimine las burbujas de aire y revise que haya extraido la dosis adecuada de insulina transparente.

h) Extraiga la dosis adecuada de insulina turbia.

i) Lista para inyectarse.

Inyecciones de insulina

a) Coloque la aguja en la jeringa o pluma si es necesario.

b) Gire el frasco o la pluma con suavidad para revolver la insulina.

c) Extraiga el aire e inyéctelo en el frasco de insulina.

d) Extraiga la insulina o marque la dosis en la pluma.

e) Elimine las burbujas, o "dispare al aire" 2 unidades con la pluma.

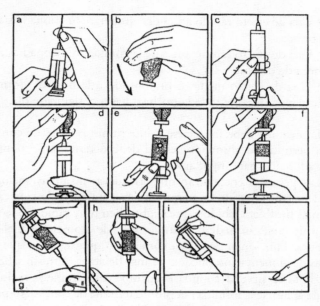

Inyecciones de insulina.

f) Revise que la jeringa contenga la dosis adecuada de insulina.

g y h)Inyecte la insulina en la capa de grasa que está bajo la piel. Espere 10 segundos.

i) Retire la aguja.

j) Presione el orificio.

Varias inyecciones de pluma
con insulina de efecto duradero

Se utiliza insulina turbia, de efecto prolongado insulatard, ultratard), antes de irse a dormir como respaldo de algunas inyecciones de pluma con insulina transparente de efecto rápido, antes de cada alimento, a cualquier hora que se coma:

• Una de efecto rápido antes del desayuno, funciona hasta la hora del almuerzo.

• Una de efecto rápido antes del almuerzo, funciona hasta la comida.
• Una de efecto rápido antes de la comida, funciona hasta la hora de dormir.
• Una de efecto medio o prolongado a la hora de dormir, funciona durante toda la noche y hasta el siguiente día.

La insulina debe inyectarse veinte minutos antes de comer, para permitir su absorción. Usted debe determinar el tiempo más adecuado para inyectarse.

Las personas encuentran que las nuevas insulinas análogas de efecto ultrarrápido les permiten llevar un estilo de vida cada vez más flexible. Debido a que se absorben muy rápido, pueden administrarse inmediatamente antes de comer o incluso después. Funcionan con cada comida, lo que significa que las horas de alimentación pueden ser más flexibles. Aun sin saber a qué hora se sirve la comida o cuántos carbohidratos incluye, puede aplicarse la insulina tan pronto termine de comer. No puede hacer esto con otras insulinas. Una vez que se haya inyectado insulina de efecto ultrarrápido, debe comer o tendrá hipoglucemia. Las insulinas de este tipo de efecto pueden ser muy útiles si la glucosa se eleva inesperadamente, ya que la reducen a toda prisa. La insulina glargine se diseñó para brindar un efecto duradero para este tipo de régimen.

LA EXTRACCIÓN DE LA INSULINA

Esto se demuestra en las páginas anteriores. Es obvio que, si no extrae la dosis adecuada, no obtendrá el efecto deseado en la glucosa sanguínea. La insulina está muy concentrada y es fácil equivocarse. En un estudio, se encontró que una gran proporción de dosis de insulina extraida por personas con diabetes, enfermeras y médicos, no eran correctas. Una razón más por la que se recomienda utilizar plumas de insulina. Si duda sobre la precisión de una dosis en particular, descártela y comience de nuevo. Una pequeña burbuja de aire provoca un error significativo, sobre todo con las dosis de insulina pequeñas.

Ayuda girar ligeramente los frascos de insulina turbia o las plumas entre sus manos. Mas no agite el frasco, la espuma generada tarda mucho tiempo en asentarse. La insulina turbia sacada del refrigerador parece ligeramente "pegajosa". Cuando es nuevo el émbolo de la jeringa, debe presionarlo por completo antes de extraer la insulina. No es necesario jalar y presionar el émbolo con fuerza, porque pueden desprenderse diminutos fragmentos del tapón.

Casi todos los problemas surgen al mezclar las insulinas. En estos días hay insulinas en porciones fijas que no necesitan mezclarse. Si tiene que mezclarlas, recuerde que *jamás* ha de introducir la insulina turbia en el frasco de la transparente. Si comete un error, deseche esa insulina e inténtelo de nuevo. Recuerde también que las únicas mezclas confiables se hacen entre las insulinas solubles o de efecto ultrarrápido y las insulinas turbias isofane. Otras insulinas de efecto prolongado convierten la insulina transparente en turbia dentro de la jeringa y es evidente que se altera su activación y la duración de su efectividad. Siempre inyecte una mezcla de inmediato.

LA INYECCIÓN DE LA INSULINA

Dónde inyectar

Aplique la insulina bajo la piel (subcutánea). Si la inyecta en la superficie de la piel le dolerá, le saldrán ampollas y puntos rojos. Si la inyecta muy profundo, la aguja penetrará en un músculo, le dolerá y la insulina se absorberá con rapidez. Casi todos los tejidos subcutáneos tienen grasa y pocos vasos sanguíneos pasan a través de ellos. Se llevarán la insulina en forma gradual. Levante una buena porción de piel y tejido subcutáneo, e introduzca la aguja en ángulo. Su enfermera de diabetes le mostrará cómo hacerlo.

Ali es una joven atleta que entrena mucho todos los días. Cuando desarrolló diabetes, le costaba mucho trabajo inyectarse la insulina porque tenía muy poco tejido subcutáneo. Su nivel de glucosa disminuía a toda prisa después de una hora de haberse inyectado, porque aplicaba la insulina en el músculo. Después encontró una técnica con la que pellizcaba la piel firmemente e introducía la aguja en forma horizontal.

Las áreas idóneas para inyectar insulina son los muslos, en la parte superior del glúteo, el abdomen y el antebrazo. También puede aplicarla en "su lonja" si tiene una. Algunas personas emplean las pantorrillas, aunque no se aconseja hacerlo. Necesita una técnica cuidadosa para evitar aplicarse una inyección intramuscular y no debe hacerlo si tiene baja circulación o várices. Utilice la mayor cantidad de espacio posible en el área que haya elegido. No vuelva a utilizar el mismo sitio donde se aplicó la inyección.

Augustus tenía 75 años y llevaba veinte con tratamiento de insulina. En raras ocasiones asistía a su clínica, por lo general se negaba a revisarse cuando llegaba la fecha. Un invierno lo internaron en el hospital por neumonía. El doctor que lo admitió se sorprendió al descubrir el gran orificio negro que tenía al frente de cada muslo. "Ahí es donde me aplico la insulina", dijo Augustus.

Una consecuencia menos drástica por utilizar en exceso una región específica son las inflamaciones o los moretones. Las primeras se llaman hipertrofia por insulina y los segundos atrofia por insulina. La absorción de la insulina en estas regiones es irregular. Si tiene una región como ésta, cambie su área de inyección.

Muchos factores alteran la velocidad y la cantidad de absorción de insulina. Ésta se absorbe mucho más rápido en los brazos, después en el abdomen, las piernas y en los glúteos. Sin embargo, si aumenta la circulación del área de inyección, con calor (al tomar baños de sol o si permanece en un baño de vapor), o ejercita el músculo, por ejemplo, al correr, la insulina se absorbe más rápido de lo normal y la glucosa sanguínea se reduce de manera inesperada. Si el área de inyección se enfría (invierno), la insulina se absorbe con lentitud, hasta que la caliente, y después se absorbe con rapidez, cuando menos lo espera. Al fumar, se provoca una absorción irregular de insulina, por el efecto adverso de la nicotina en la circulación. Todo esto significa que la misma dosis de insulina, en la misma región, se absorbe a diferente velocidad los lunes (futbol), el martes (sauna), el miércoles (viendo televisión) y el jueves (dejar de fumar).

Cómo inyectar

No es necesario limpiar la piel, a menos que esté muy sucia, de hecho debe asearse a diario si tiene diabetes. El alcohol endurece la piel y hace que la inyección arda. Sin embargo, si es posible, lávela antes de aplicar la inyección. Jale la piel y el tejido subcutáneo con una mano, sostenga su pluma o jeringa con la otra e inserte la aguja con rapidez en la piel. Cuando esté seguro de que la punta de la aguja está en la capa subcutánea, presione el émbolo o la punta de la pluma para inyectar la insulina de manera uniforme, cuente hasta diez y retire con rapidez la aguja. Coloque su dedo con firmeza sobre el orificio. No se asuste si ve un poco de sangre, es de un vaso diminuto y pronto se detendrá. Es menos probable que duelan las aplicaciones rápidas que los intentos lentos e indecisos. Primero practique con una naranja, utilice una jeringa desechable con un poco de agua.

¿Qué sucede después?

Coma. Una vez que se ha aplicado la insulina no puede regresar. Se absorberá y disminuirá la glucosa sanguínea. Es muy importante que coma después de inyectarse insulina, a menos que se le indique lo contrario. Sin embargo, no debe caer en la vieja trampa de adaptar sus alimentos para ajustar su insulina. Esto lo limita y no hay ninguna razón para que la insulina deje de ajustarse a su plan de alimentación. Pregunte a su consejero de diabetes cómo hacerlo. Si su alimentación es muy irregular, una inyección de insulina antes de comer puede ayudarle.

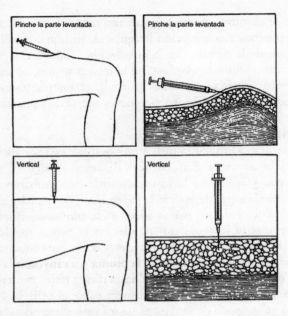

Inyección de la insulina. Sólo utilice el segundo método si tiene mucha grasa; el primer método es más seguro.

EL AJUSTE DE SU INSULINA

Una vez que tenga confianza en las inyecciones de insulina y comprenda de qué manera lo afecta cada aplicación, puede aprender a ajustar su propio tratamiento. Existen algunas reglas sencillas. Primero decida qué hará y después llame a su consejero de diabetes para revisar que hace lo correcto. Siga su consejo. Poco a poco, será capaz de manejarlo. Altere sólo una insulina en una ocasión, excepto cuando el nivel de la glucosa sanguínea esté muy elevado o muy bajo. Primero altere su insulina en una o dos unidades, hasta que tenga más confianza. Recuerde que si aumenta su insulina, existe el riesgo de hipoglucemia, así que debe estar pendiente de esto. Cada cambio de dosis de la insulina turbia tardará tres días en adaptarse. Incluso se

126

recomienda no alterar con frecuencia las insulinas turbias, sólo una vez cada tercer día. Puede alterar la insulina transparente a diario si es necesario. Nunca la suspenda.

Algunos problemas prácticos y cómo resolverlos

Frascos o cartuchos de insulina rotos. Tírelos, mantenga al menos un frasco o cartucho por separado de cada tipo de insulina.

Agujas dobladas. No sostenga la aguja en línea recta con el frasco mientras extrae la inyección. Trate de mantener las manos firmes.

La jeringa se atora. Tírela. Las jeringas se pueden atorar si presiona el émbolo con fuerza, no es necesario que lo haga. Algunas veces se atoran con la insulina Ultratard, sobre todo si está fría. Espere hasta que la insulina esté a temperatura ambiente. Si persisten los problemas, comuníquese con su consejero en diabetes.

Dolor al inyectarse. Es posible que esté aplicando la inyección de manera muy profunda o muy superficial, o demasiado rápido, o en un ángulo equivocado con la aguja dentro de la piel. Humedecer con alcohol u otros antisépticos puede arder, deje que se sequen o no los utilice. Puede tener una región sensible, en ese caso busque otro lugar.

Salpullido en el área de inyección. Se inyecta de manera superficial o su piel se irrita con el antiséptico. Si su piel está muy roja, sensible, inflamada o con manchas, puede tener una infección (poco común). Si cree que tiene una infección, acuda al médico.

INFORMACIÓN FUNDAMENTAL DE EMERGENCIA

Reducción de la glucosa sanguínea o hipoglucemia

Si se aplica demasiada insulina por sus necesidades actuales, la glucosa sanguínea bajará más de lo normal (por ejemplo, menos de 72 mg/dl). Tendrá hipoglucemia. En raras ocasiones es dramático o severo y en casi todos los episodios se dará cuenta de que la glucosa ha bajado porque comenzará a sentirse indispuesto. Sin embargo, debe estar preparado para esto, lo que significa que desde su primera inyección de insulina, y durante el tiempo que continúe utilizándola, debe llevar todo el tiempo con usted glucosa o un poco de azúcar y dejarla cerca por la noche. También debe llevar una "tarjeta de diabetes" para que alguien más pueda ayudarlo en las pocas ocasiones que lo requiera.

Lea sobre la hipoglucemia en el capítulo 10. Para fines prácticos, si se siente fatigado o mal, revise la glucosa con cualquier técnica. Si le es difícil revisar la glucosa, deténgase y coma un poco de glucosa de inmediato.

Debido a que establecer un patrón de insulina tarda varios días o semanas en ajustarse, corre un mayor riesgo de tener hipoglucemia durante este tiempo. No debe manejar, operar maquinaria, trabajar en las alturas o ser responsable de la vida de otras personas (por ejemplo, cuidar o llevar un bebé o trabajar como enfermera). Durante una semana después de comenzar su tratamiento de insulina, ni inicie un nuevo patrón o un nuevo tipo de insulina. Comente el periodo exacto y seguro con su consejero de diabetes.

Elevación de la glucosa sanguínea o hiperglucemia

Algunas personas con diabetes tienen un nivel de glucosa sanguínea normal todo el tiempo. Cada persona debe comentar la elevación del nivel de glucosa sanguínea con su consejero antes de que surja este problema. Existen varias guías generales y se ofrecen más detalles en el capítulo 11. Los niveles de glucosa sanguínea de 180 mg/dl o más no son aceptables y debe esforzarse para reducirlos. No siempre es fácil, por lo tanto, no debe exigirse demasiado. Si la glucosa sanguínea está por encima de 342 mg/dl, debe hacer algo al respecto de inmediato.

Un alto nivel de glucosa. Si sabe que se ocasionó por comer en exceso, tome de 1-4 unidades de insulina de efecto extra-rápido para controlar ese alimento y organícese mejor la próxima vez (no coma demasiado o aplíquese más insulina antes de comer). Revise la glucosa cada dos o cuatro horas. Si se siente mejor y de nuevo la glucosa está en 342 mg/dl, no se preocupe.

Una elevación del nivel de glucosa, pero se siente bien. Si continuamente tiene elevada la glucosa, significa que su dosis de insulina no controla lo que come ni el mantenimiento de su cuerpo. Si tiene sobrepeso considere comer menos, si no, aumente la insulina de acuerdo con la glucosa sanguínea; haga una prueba con 1-4 unidades de cualquier insulina a una hora del día. Revise su orina, por si tiene acetona. Comuníquese con su consejero de diabetes después de 48 horas. Si encuentra más de un rastro de acetona (en más de una ocasión), comuníquese con su consejero ese día.

Una elevación del nivel de glucosa, y se siente mal. Esta es una emergencia. Continúe con su insulina usual y si la glucosa está en 342 mg/dl o más, aplíquese de 4-8 unidades más (o la dosis que su consejero de diabetes le aconseje durante las sesiones de aprendizaje) y comuníquese con su médico de inmediato. Debe revisarlo dentro de las siguientes horas. Continúe midiendo la glucosa cada dos o cuatro horas y apunte los resultados. Revise su orina, por si tiene acetona. Si la encuentra en más de una ocasión, tiene insuficiencia de insulina. Necesita ayuda médica. Mientras persista la presencia de acetona en la orina, aplíquese de 2-8 unidades más de insulina (de preferencia de efecto rápido) cada cuatro horas, sobre todo si la glucosa se mantiene por encima de 342 mg/dl. No olvide aplicarse la insulina usual también. Si se siente peor o tarda en llegar la asistencia médica, debe ir a un hospital. Llame una ambulancia si es necesario.

Si se siente muy mal para revisar la glucosa sanguínea, necesita irse al hospital de inmediato. Llame una ambulancia marcando el número de emergencias de su ciudad o país.

Si su respiración se vuelve profunda y tiene acetona en la orina, debe presentarse en el hospital de inmediato, cualquiera que sea su nivel de glucosa sanguínea. Tiene cetoacidosis. Llame una ambulancia.

Si tiene vómito (con el nivel elevado de glucosa sanguínea, o no), necesita consultar a su médico dentro de las próximas horas, comuníquese con uno. Si tiene problemas para contactar a uno acuda a un hospital.

JAMÁS SUSPENDA LA INSULINA

Necesita la insulina para sobrevivir. Si la suspende tendrá insuficiencia de insulina. La acetona se acumula en la sangre y puede entrar en coma. Incluso si presenta un episodio de hipoglucemia, no debe suspender la insulina. Ingiera glucosa y más alimento y, si es necesario, reduzca la dosis. Contacte a su consejero de diabetes si necesita ayuda. Pero no suspenda la insulina.

Si la suspende porque tiene vómitos por gastroenteritis o alguna otra enfermedad infecciosa, debe suspenderla una vez, ya que los niveles de glucosa se elevan como respuesta a la infección. Esta es una receta en caso de desastre. Se sentirá muy pronto. En contadas ocasiones, las personas diabéticas encuentran médicos no familiarizados con tal padecimiento que requiere tratamiento de insulina y tratan de suspenderla. Esta situación puede ser difícil de manejar. Explíquele sutilmente que se le ha indicado no suspender nunca su tratamiento de insulina y por qué. Muéstrele este libro. Sugiérale que se comunique con su consejero de diabetes.

La gran mayoría de las personas no tiene problemas serios con una gastroenteritis menor, no obstante, puede ser difícil de manejar si recién inició un tratamiento con insulina, por lo que necesita atenderse de inmediato. Con frecuencia se sentirá mejor en casa consumiendo líquidos y más insulina. De otro modo, los líquidos y la insulina intravenosa aplicada en el hospital pronto resolverán el problema. No se preocupe por solicitar ayuda ahí, aunque, en casi todos los casos, podrá controlar la situación en casa.

RESUMEN

• Si su cuerpo no puede producir insulina, suminístresela con una inyección.
• Busque un método de inyectar insulina y un patrón adaptable a usted.

- Aprenda a ajustar la insulina según sus medidas de glucosa sanguínea.
- Revise la insulina y el equipo.
- Defina a quién contactar para pedir ayuda.
- Mantenga siempre un respaldo de insulina y agujas con jeringas o cartuchos.
- Ponga atención cuando extraiga la dosis de insulina y cuando la inyecte. Que sea la correcta.
- Recuerde la variación de la absorción de insulina en las distintas regiones de inyección.
- Lleve siempre su "tarjeta de diabetes".
- Lleve siempre glucosa.
- Tenga cuidado con la hipoglucemia.
- Planee qué hacer si se eleva la glucosa o si se siente mal.
- El vómito es una señal de peligro. Atienda esto.
- Recuerde, ajuste su tratamiento de insulina a sus necesidades.
- Jamás suspenda la insulina.
- Si se siente mal, busque atención médica lo más pronto posible, sin demora alguna.

CAPÍTULO 10

La hipoglucemia o disminución de la glucosa sanguínea

Si toma pastillas o insulina para disminuir la glucosa sanguínea, debe leer con cuidado este capítulo. En muy pocas ocasiones la hipoglucemia es un problema grave, pero es común y debe aprender a reconocer los síntomas principales y controlarlos de inmediato.

LA HIPOGLUCEMIA: INFORMACIÓN BÁSICA

¿Con qué frecuencia ocurre la hipoglucemia?

En promedio, las personas que llevan un tratamiento de insulina para controlar su diabetes sufren diez episodios de hipoglucemia al año. Una de cada tres personas que se aplica insulina necesita un tratamiento para controlar la hipoglucemia de otra persona cada año. En otras palabras, cada año existe una de cada tres posibilidades de que sufra un episodio que difícilmente controlará por sí mismo. Al aprender a reconocer los síntomas de advertencia y actuar de inmediato, se reduce el riesgo. Es menos probable que las personas que toman pastillas para reducir la glucosa sufran de hipoglucemia, aunque sucede, y también deben aprender a reconocer los síntomas. Tardarán más tiempo en estabilizar la glucosa, en caso de presentar hipoglucemia.

¿Cómo prevenir los problemas de hipoglucemia?

Primero, se ha de vigilar muy de cerca la glucosa sanguínea y estar preparado con anticipación (ahondaré en este tema más adelante en este mismo capítulo); segundo, aprenda a reconocer todos sus síntomas de hipoglucemia, por mínimos que sean, para que los controle de inmediato. Creo que las personas con diabetes son mejores para reconocer su propia hipoglucemia de lo que creen. La hipoglucemia puede causar olvido pasajero de lo que sucedió, pero a veces puede apuntar los síntomas en ese mismo momento, una vez que haya ingerido un poco de glucosa, por supuesto. Fíjese en todos los detalles de su situación; si comienza a tener contacto con la insulina, debe preguntarse si todas las sensaciones extrañas se deben a una disminución de la glucosa. Conforme escribo esto, escucho a los consejeros de la diabetes decir "los va a volver neuróticos, al creer que cualquier piquete es hipoglucemia y que sientan temor en caso de que tengan hipoglucemia". ¡Pero ésa no es mi intención! Los lectores tienen más sentido común para creer eso. Usted debe controlar su diabetes si desea disfrutar su vida como quiera. Para controlar la diabetes, requiere fuerza para dominarla. El conocimiento es poder. Una vez detectados los principales síntomas de advertencia, podrá controlar un ataque de hipoglucemia desde que inicia, con sólo deglutir unas cuantas pastillas de glucosa y mantenerlo a raya. No debe esperar a que empeore, porque será muy difícil de controlar.

¿Qué es la hipoglucemia?

No existe una definición específica para la hipoglucemia, aunque casi todas las personas aceptan que un nivel de glucosa sanguínea menor de 45 mg/dl en un estudio de laboratorio sin duda es hipoglucemia. Para fines prácticos, en una persona con diabetes bajo un tratamiento para reducir la glucosa, es un nivel de glucosa en una prueba de sangre del dedo por debajo de 72 mg/dl, sin tomar en cuenta que tenga síntomas o no; éstos mejoran de manera significativa al tomar glucosa, sacarosa o glucógeno.

SÍNTOMAS DE LA HIPOGLUCEMIA

Por lo general se dividen en dos tipos: primero, los que privan al cerebro de su principal combustible, la glucosa. El término médico de esta condición es "síntoma de neuroglucopatía"; en segundo lugar, están los que surgen por una respuesta de emergencia del cuerpo. El término médico de esta condición es "síntoma adrenérgico". En la práctica, los síntomas de la hipoglucemia en cualquier persona no cumplen necesariamente con un patrón general. Cada persona debe aprender a reconocer sus propios síntomas lo más pronto posible.

Problemas con el pensamiento y el conocimiento

Posiblemente los síntomas sean muy prematuros. La pérdida de la concentración le haría sospechar que tiene hipoglucemia. Si tarda mucho tiempo en resolver una suma sencilla o no comprende un artículo del periódico, tal vez no pueda tomar una decisión tan sencilla como "¿quiero tomar té o café?", o quizá comienza a sentirse confundido o a creer que no tienen sentido sus pensamientos o lo que le dicen las personas. No encuentra las palabras adecuadas o comienza a hablar sin detenerse. Se siente muy confundido, se pierde, no es capaz de terminar una tarea, siente sus ojos cada vez más cansados, hasta que se duerme.

Pérdida del apetito

Una parte del cerebro le dice que necesita comer, mientras que otra exclama "¡ouch!", y se niega. Por suerte, la primera parte ganará.

"Ya comencé, ahora termino"

Un síntoma común es querer terminar una tarea que había estado desarrollando cuando la glucosa comenzó a reducirse. Si conduce un auto, su voz interior le dirá que debe continuar manejando y aguantar a costa de lo que sea. Deténgase de inmediato si sospecha que tiene hipoglucemia. En una ocasión vi a un hombre hipoglucémico intentando sacar una manzana de una bolsa de plástico. A pesar de mi intención por ofrecerle una pastilla de glucosa, él insistía en abrir la bolsa, la cual resbalaba entre sus dedos sudorosos. Al fin, logré poner la pastilla en su boca y, tan pronto se sintió mejor, me permitió abrir su bolsa y darle una manzana.

Emociones

Las personas discretas se vuelven escandalosas y viceversa. Tal vez se sienta muy feliz o risueño (todo es una inmensa broma), o sentirse muy triste (nada vale la pena y usted se siente fatal). A menudo las personas con hipoglucemia cambian de carácter radicalmente. Se molestan por no poder calcular su cambio en una tienda, le gritan a su esposa porque les pregunta qué desean para cenar y no logran decidirse. O se ponen furiosas con alguien sin un motivo en particular. Siente que todos están en su contra, y este sentimiento empeora cuando una persona pretende ayudarlo a sentirse mejor. (Sin embargo, las personas que están al cuidado de las personas con diabetes deben recordar que los sentimientos de los pacientes son iguales a los de los demás. Nada les molesta tanto como cuando les dicen: "Ya, ya, en realidad no estás enfadado, estás hipoglucémico, ingiere un poco de glucosa, querido", cuando la persona está absolutamente enojada y en realidad no tiene hipoglucemia.)

Problemas motrices y de coordinación

Por lo general, las habilidades de coordinación disminuyen al comenzar a tener hipoglucemia. Quizá se sienta muy torpe, por ejemplo, no puede abrochar sus botones, ni abrir el paquete de pastillas de glucosa; deja caer las cosas; se tambalea y después no puede caminar: los brazos y piernas no responden de la manera adecuada y, en ocasiones, no puede mover ninguna parte del cuerpo.

Debilidad o fuerza sobrehumana

Pensaría que la falta de energéticos debilita todo su cuerpo y, por lo general, así sucede. Siente como si atravesara una piscina llena de leche y avena. Sin embargo, hay quienes simplemente se vuelven muy fuertes y pueden correr o pelear. Se sienten invencibles.

Visión alterada
Algunas veces, la visión se vuelve borrosa, o ve el mundo con una claridad anormal: como si todo fuera nuevo y maravilloso. Un amigo dijo que el cielo siempre se volvía rosa cuando tenía hipoglucemia.

Palpitaciones
Esto significa que percibe un aumento inusual de los latidos del corazón. Es posible que ocurra esto mientras disminuye el nivel de glucosa.

Sudoración
Una sudoración torrencial que empapa su ropa es síntoma evidente de la hipoglucemia, aunque puede ser un síntoma retardado y ocurrir sólo cuando la glucosa aumenta de nuevo.

Temblores
Es un ligero temblor en las manos que se suma a los problemas de falta de coordinación, y le provoca dificultades para tomar la glucosa.

Cualquier otro síntoma
Existe una gran variedad de síntomas de la hipoglucemia; algunos parecen ser únicos en las personas. Cualquier sensación extraña podría ser hipoglucemia hasta que se comprueba lo contrario.

LOS SÍNTOMAS DE LA HIPOGLUCEMIA

En esta ocasión, los describo para los familiares y amigos, a pesar de que algunos ya son evidentes para la persona hipoglucémica.

No por sí mismos
Los síntomas iniciales a veces son muy sutiles y sólo se evidencian para una persona que conoce muy bien al paciente. Los cambios ligeros que usted no alcanza a precisar, pero que lo

hacen dudar o comprobar las situaciones dos veces, indicarían hipoglucemia; en tal caso, revise tres veces cada situación.

Problemas mentales o de la conciencia

La falta de concentración es más evidente para usted que para los mismos pacientes. Sus pensamientos y movimientos se limitan. Aprendí que cuando a un paciente que está internado en una clínica le lleva más tiempo comprender o responder lo que parece una pregunta sencilla, por lo general está a punto de tener hipoglucemia. Es difícil hacer comprender a estos pacientes, quienes aparentemente no obedecen una simple instrucción. Si el paciente está adormilado durante el día o le cuesta trabajo despertarlo por la mañana, es otro síntoma.

Emociones

Éste es quizá uno de los factores de los síntomas que "no pueden notar por sí mismos", aunque a menudo ocurran cambios emocionales evidentísimos: calma en "el alma de la fiesta" o un comportamiento extrovertido en una persona introvertida; irritabilidad y deseo de permanecer solo es común, es como si dijeran "no necesito ayuda. No tengo hipoglucemia, vete". Las personas diabéticas se molestarán al leer lo siguiente, pero es algo que aprendí con dificultad. Si una persona que se aplica insulina dice que definitivamente no tiene hipoglucemia, sobre todo cuando está muy molesto o come en exceso, con frecuencia disminuye su glucosa a toda prisa.

Teresa McLean en su libro *Metal Jam* señala: "Aunque una parte de mi cerebro identifica que me siento hipoglucémica, la condición por sí misma me impide hacer algo al respecto. Tampoco soy capaz de admitir el problema cuando alguien está conmigo. Si me preguntan, siempre oculto que algo está mal. Es esta discapacidad de explicarle a los demás mi necesidad de azúcar cada vez que tengo hipoglucemia lo que desconcierta a quienes me rodean".

Marion regresaba de una larga caminata por la montaña. Se tambaleaba y parecía que se iba a caer. Le preguntamos si creía que tenía hipoglucemia. "No tengo hipoglucemia. Por supuesto que no tengo hipoglucemia. ¿Cómo podría alguien con hipoglucemia hacer algo así?" Y antes de que pudiéramos detenerla se subió a una roca, se balanceó sobre una pierna y estiró la otra pierna como en paso de ballet. Cuando la sostuvimos, la prueba de glucosa sanguínea en el dedo de Marion indicaba 36 mg/dl.

En ocasiones, las personas hipoglucémicas creen que quienes tratan de ayudarlos los atacan y se resisten con todas sus fuerzas. En una ocasión me lastimó una mujer hipoglucémica de 80 años de edad. También hirió a dos paramédicos, a una enfermera y a un estudiante de medicina tan corpulento como un jugador de futbol americano.

Problemas motrices y de coordinación

La torpeza, combinada con la pérdida de la coordinación, la dificultad para hablar y la confusión, provocan que una persona con hipoglucemia parezca alcoholizada, sin embargo, estos graves problemas son poco comunes y usted debe observar las pequeñas dificultades: por ejemplo, tirar un vaso mientras lo lava o tropezarse con una piedra. Me he dado cuenta de que las personas con hipoglucemia chocan con usted mientras caminan a su lado. En contadas ocasiones, parece como si una persona con hipoglucemia recibiera un golpe, aunque en ese caso la glucosa recupera su función normal después de unos minutos.

Comportamiento inadecuado o inusual

En raras ocasiones la hipoglucemia provoca que a las personas hagan cosas singulares: desnudarse junto a una ventana por la tarde, atacar a las personas con un cepillo o desempacar algo que acaban de guardar; hablan sin sentido o corren en el pasillo por donde acaban de pasar; se ponen de pie y sonríen sin moverse. No es para reírse; mejor controle la hipoglucemia.

Pulso acelerado, palidez, temblores y sudoración

Los temblores y la sudoración son evidentes. Tome el pulso, por lo general es acelerado (digamos 100 latidos por minuto, en lugar de 70). La piel palidece o en ocasiones enrojece, y otras veces estas situaciones se alternan en diferentes partes del cuerpo.

Coma y ataques

Aunque los libros de primeros auxilios dan la impresión de que todos los ataques de hipoglucemia provocan un coma, esto no es cierto. El coma o la pérdida de la conciencia sucede en raras ocasiones por hipoglucemia. Cuando algunas personas pierden la conciencia por hipoglucemia tienen un ataque convulsivo. Parece terrible, pero el coma y los ataques se controlan de inmediato con un poco de glucosa.

NO SE ASUSTE

En este momento, quienes tienen diabetes y quienes los cuidan o sus familiares, ya deben estar asustados. Ninguna persona tiene todos los síntomas, de hecho muchas personas jamás reflejan cambios drásticos con la hipoglucemia. El coma es muy raro. Compilé todos estos síntomas de miles de personas que han tenido diabetes durante muchos años. Además, la hipoglucemia es una de las condiciones médicas que se controlan con mayor facilidad, basta darle glucosa al paciente, para que éste se recupere en algunos minutos y pronto vuelve a ser el mismo.

TRATAMIENTO DE LA HIPOGLUCEMIA

Si puede hacerlo, revise la glucosa

Si los síntomas son menores y se encuentra en una situación segura, revise la glucosa sanguínea y confirme que en realidad tiene hipoglucemia. De ser así, ingiera un poco de glucosa. Si se le dificulta revisarla, déjelo y consuma glucosa.

Ingiera glucosa o sacarosa

El mejor tratamiento de emergencia para la disminución de la glucosa sanguínea es la glucosa. Se absorbe más rápido en forma de líquido, por ejemplo, glucosa para beber es el Lucozade. Sin embargo, no es muy fácil de llevar. Las pastillas de glucosa (Boots, Dextrosol, Lucozade y otras) son más sencillas. De ser posible, intente tomarlas con agua o alguna otra bebida. También existen algunos dulces que contienen glucosa. La sacarosa, en terrones de azúcar, en dulces o caramelos, también actúa con rapidez, aunque la sacarosa debe digerirse en glucosa antes de absorberse.

Para los deportes acuáticos, el gel de glucosa Hypostop es muy práctico. Viene en una botella de plástico que se puede sumergir y se coloca en el bolsillo del traje de baño o en la ropa de natación.

Si no puede tomarlas usted mismo, sus amigos o parientes pueden colocar las pastillas de glucosa en su boca. Con una petición directa y firme es mejor. "Cómete esto ahora. No la escupas. Cómela *ahora*." De nuevo, una bebida con glucosa actúa más rápido. Algunas personas insisten en consumir un alimento en particular para curar su hipoglucemia, como una mujer de edad avanzada que tuvo hipoglucemia en la clínica y pidió un emparedado de mermelada de fresa. Equilibre lo que puede comer según la gravedad de la hipoglucemia.

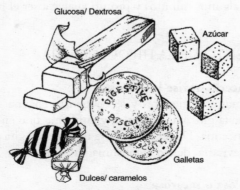

Alimentos que pueden consumirse para el tratamiento de la hipoglucemia.

Consuma alimentos

La mujer de edad avanzada tenía la razón parcialmente. Una vez que haya comido o bebido la glucosa, consuma algo más sustancioso para mantener el nivel de la glucosa sanguínea. Un emparedado, un par de galletas para la digestión, un tazón de cereal o una barra de cereal. Si no come algo sólido y todavía tiene demasiada insulina en la circulación, usará toda la glucosa que acaba de consumir y nuevamente tendrá hipoglucemia.

Glucógeno

Los familiares y amigos de los diabéticos que llevan su tratamiento con insulina, siempre deben tener glucógeno en casa. Rara vez se necesita si toma pastillas para reducir la glucosa. Lleve glucógeno cuando salga de viaje. Es una hormona que funciona de manera opuesta a la insulina: eleva la glucosa sanguínea al liberarla del hígado. Contrario a la insulina, no existe en presentación soluble, viene en un empaque que contiene un frasco de polvo, agua y una jeringa con aguja. El paquete no debe haber caducado.

Utilice el glucógeno si la persona diabética no puede tragar, ya sea que esté tan confundida que usted no puede persuadirla para que coma glucosa, o si está inconsciente. Si necesita usar el glucógeno (para usted o para otra persona), no se apresure. Primero coloque a la persona inconsciente en una posición de recuperación; saque la caja, sosténgala y respire profundo (para calmarse); abra la caja con cuidado; inserte el agua en la jeringa (algunas ya vienen llenas) e inyecte el agua en la botella que contiene el polvo; mezcle con suavidad; llene de nuevo la jeringa con la solución y sostenga la aguja hacia arriba. Inyecte el glucógeno profundamente en los músculos a un costado del nervio. No importa si un poco de líquido se va hacia el tejido subcutáneo, tampoco si penetra en la vena, revise que no haya burbujas de aire. Si la persona forcejea con usted o no puede quitarle la ropa, inyéctelo a través de los calzoncillos. Esta técnica sólo debe utilizarse en caso de emergencia. Las inyecciones que se aplican a través de la ropa, incluyendo las medias, provocan el riesgo de introducir diminutos pedazos de fibra en la piel, lo que puede causar un foco de infección.

El glucógeno tiene un efecto temporal. Una vez que la persona se despierte y recupere el conocimiento, debe darle algo para comer. Puede ser difícil porque el glucógeno hace que las personas se sientan enfermas y "con resaca".

Coma y ataques

Lo más peligroso no es la disminución de la glucosa como tal, sino la pérdida de la conciencia. Debe proteger el paso del aire antes de hacer cualquier otra cosa. Revise que no haya nada que obstruya la boca del enfermo. Después gire al paciente sobre su costado, con mucho cuidado para mantener la boca lejos del piso. La ilustración muestra la posición de recuperación, en la cual es seguro dejar al paciente mientras usted busca el glucógeno o pide ayuda. De no ser así, no lo deje sin atención hasta que se despierte. Si el paciente sufre un ataque, quite los muebles en su derredor para que no se golpee y manténgase a su lado. No le coloque nada en la boca. La lengua se muerde en el primer instante de la convulsión y sólo provocará una lesión mayor en el paciente, y quizá también en usted.

Una vez aplicado el glucógeno, mantenga a la persona sobre su costado y espere. Despertará después de un cuarto de hora.

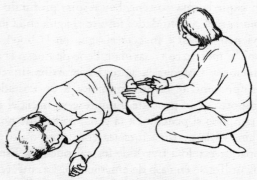

Posición de recuperación e inyección de glucógeno.

De lo contrario, pida una ambulancia de inmediato, llame a su médico, en caso de que usted esté muy asustado. El médico por lo general puede despertar al paciente al inyectarle glucosa concentrada en la vena.

Aunque es peligroso administrar algo por la boca a una persona inconsciente (ya que puede aspirarlo), años de experiencia, sobre todo con los niños, demuestran que colocar pequeñas cantidades de glucosa dentro de las mejillas o chicle, les ayuda a recuperarse. Pequeñas cantidades de Hypostop funcionan de este mismo modo. Siempre debe colocar al paciente sobre su costado, para despejar el paso del aire y evitar que le muerda los dedos.

¿POR QUÉ TUVO HIPOGLUCEMIA?

Tan pronto se sienta mejor, busque las razones por las que tuvo hipoglucemia. Las principales causas son:
• La administración de demasiada insulina o tomar muchas pastillas para reducir la glucosa.
• No comer lo suficiente.
• El ejercicio vigoroso o inesperado.

**La administración de demasiada insulina
o tomar muchas pastillas para reducir la glucosa**
Todos podemos cometer errores, ¿se aplicó demasiada insulina o tomó más pastillas de las necesarias para reducir la glucosa?, ¿se la inyectó a mayor profundidad de lo normal y es probable que haya penetrado en el músculo? Revise la longitud de la aguja. Si su dosis de insulina es muy alta (consulte los resultados anteriores de sus pruebas de glucosa sanguínea para saber si las lecturas recientes han sido menores). ¿La dosis de sus pastillas es muy alta? Consulte la etiqueta del frasco.

No comer lo suficiente
Es un factor común de la hipoglucemia. ¿Olvidó comer por haber tenido una urgencia o no le gustó la comida?, ¿la porción era menor de lo que esperaba? Una persona sensata que padece

diabetes, lleva una barra de cereal o galletas en la bolsa o en el portafolios para asegurarse de que tiene algo para comer en cualquier momento. Observar una dieta para bajar de peso sin reducir antes su dosis de insulina o de pastillas para reducir la glucosa es otro factor frecuente de hipoglucemia (sobre todo en las mujeres jóvenes que están muy preocupadas por su peso).

El ejercicio vigoroso o inesperado

Al correr para alcanzar el autobús, jugar una partida de tenis inesperada, realizar un duro trabajo en el jardín, descargar un camión que no esperaba, al efectuar alguna de estas actividades disminuye con rapidez la glucosa sanguínea. Consuma un poco más de glucosa mientras hace ejercicio. Tome en cuenta que dije ejercicio inesperado, si sabe que lo hará, debe prevenirse (consulte el capítulo 17).

LO QUE DESCONOCE SOBRE LA HIPOGLUCEMIA

Después de tantos años con diabetes, una de cada cinco personas olvida algunos o todos los síntomas de la hipoglucemia. Una de cada quince, no tiene síntomas de advertencia en absoluto. Al parecer se debe a la extensa duración de la diabetes y, en algunos casos, a la lesión del nervio autónomo del diabético. Recuperará esta sensibilidad si lleva un control riguroso para evitar la hipoglucemia. Pida ayuda a su consejero de diabetes. Los beta bloqueadores que se utilizan en el tratamiento de la presión sanguínea o la angina insensibilizan el sistema de advertencia de la hipoglucemia. Bajo ninguna circunstancia debe suspender estas pastillas, no sin antes consultarlo con su médico.

Insulina humana

Existe una gran controversia sobre la posibilidad de que la insulina humana provoca una mayor susceptibilidad a la hipoglucemia, a diferencia de la insulina animal. La primera surgió en una época en la que se promovía mantener el nivel de glucosa sanguínea lo más cerca posible del nivel normal. Tal estrategia se diseñó para proteger a las personas de un daño permanente en el tejido, aunque también significa que existe un mayor riesgo de tener hipoglucemia y que se reducen los síntomas de advertencia. Por lo general, la glucosa sanguínea tarda más tiempo en reducirse de 90 a 36 mg/dl, que de 216 a 36/dl. Los diabéticos bajo un tratamiento de insulina con un nivel de glucosa sanguínea normal, presentan una menor respuesta hormonal a la hipoglucemia que una persona que por lo general tiene niveles elevados de glucosa sanguínea. En una encuesta (realizada en una época en que la publicidad de algunos medios atacaba el uso de la insulina humana) se les pidió a las personas que recordaran cómo era su hipoglucemia antes y después de comenzar su tratamiento con la insulina humana. Una de cada doce personas que advertían la hipoglucemia antes del cambio, dijeron que esto disminuyó después, aunque una de cada 24 advirtió con mayor claridad los síntomas y, por supuesto, todos tuvieron diabetes durante algunos años más.

Si ha tenido diabetes el tiempo suficiente para recordar que toma insulina animal, es probable que tenga lesión del tejido diabético, lo cual, entre otros efectos, reduce las señales de advertencia de la hipoglucemia. Una investigación en Suiza demostró que las personas que necesitaban internarse en el hospital para controlar la hipoglucemia grave, por lo general tomaban insulina humana, a diferencia de los pacientes que ingresaban por alguna otra causa. Sin embargo, quienes eran admitidos por hipoglucemia, tenían un mejor control de la glucosa sanguínea que los demás. Otro estudio en Suiza comparó la insulina humana con la porcina en 44 personas. Cada persona tomaba ambas, pero ni los pacientes ni los médicos sabían qué tipo de insulina se les administraba. La glucosa sanguínea menor a 50 mg/dl se registró con mayor frecuencia en los sujetos que estaban sometidos al tratamiento de la insulina porcina. Las personas que tomaron insulina humana, tuvieron hipoglucemia y reportaron impaciencia y pérdida de la concentración, así como una menor sensación de hambre, a diferencia de la hipoglucemia que tuvieron mientras tomaron la insulina porcina.

En una encuesta británica aplicada en seis mil personas sometidas a tratamiento de insulina, se encontró que sólo 19 informaron de pérdida de los síntomas de advertencia de hipoglucemia, donde la única razón parecía ser la administración de insulina humana, y recuperaron su sensibilidad al continuar su tratamiento con la insulina animal. Siete de ellas continuaron padeciendo hipoglucemia, sin importar el tipo de insulina porcina o humana, bajo condiciones idénticas, sin conocer cuál de las dos recibían. No existía ninguna diferencia en la sintomatología, la glucosa sanguínea o su respuesta hormonal de emergencia para cualquier tipo de insulina. Estudios posteriores confirmaron que no hubo ninguna diferencia en la frecuencia o el reconocimiento de la hipoglucemia entre las personas que toman insulina humana o animal.

En lo personal, si tuviera diabetes preferiría llevar un tratamiento de insulina humana. Sin embargo, si cree advertir mejor la hipoglucemia con la insulina animal, o tiene otras inquietudes sobre la humana, coméntelo con su médico y, si no está conforme, solicite el cambio a la insulina animal. Es probable que no tenga una insulina con la misma duración y patrón de acción que la humana.

Revise la glucosa sanguínea

Siempre me sorprendo con las personas que me enseñan sus registros diarios de glucosa sanguínea con 36 mg/dl y dicen que no han tenido hipoglucemia desde la última vez que los vi. Cuando señalo la medición, me dicen que no sintieron hipoglucemia en ese momento. Sin tomar en cuenta si siente hipoglucemia o no, un nivel de glucosa sanguínea de 36 mg/dl demuestra hipoglucemia y requiere tratamiento inmediato, después será necesario revisar qué sucedió. Por lo tanto, si el resultado es similar, deténgase y coma.

Algunas personas se sienten bien durante el día, pero la glucosa se reduce durante la noche. Puede detectarlo si al caminar se siente como si estuviera alcoholizado o tiene dolor de cabeza. Si está sometido a un tratamiento de insulina, asegúrese de tomar una siesta, no debe dormirse si tiene un nivel de glucosa menor a 108 mg/dl. Es conveniente programar de vez en cuando un despertador para que suene a las 2 o 3 de la mañana y revisar su nivel de glucosa.

Tracey tenía 17 años. Quería aprender a conducir. Le pregunté cómo iba con su diabetes. "Bien", respondió, "en realidad he sido muy cuidadosa". Le pedí su registro diario de diabetes. Todos sus niveles de glucosa sanguínea eran de 72 o menos. Al menos, la mitad eran de 36 mg/dl o menos. Me sentí horrorizada. Ella admitió haberse sentido desanimada a menudo. Se molestó mucho cuando le dije que no era seguro que condujera. Cuando se tranquilizó y pudimos discutirlo, me comentó que ella entendió que, en su última consulta, el médico le había dicho que mantuviera sus niveles de glucosa lo más bajo posible, para evitar alguna lesión en los tejidos. Ella sólo hizo lo que le indicaron. Le redujimos la dosis de insulina y sus concentraciones de glucosa sanguínea se estabilizaron. Aprobó su examen de conducción un año después.

EL PERIODO DE LUNA DE MIEL

Durante las semanas o meses después de iniciar un tratamiento con insulina, las pocas células de los islotes que quedaban, las cuales se habían "pasmado" por los niveles elevados de glucosa, pueden comenzar a producir insulina de nuevo. Tal vez tenga hipoglucemia y pueden disminuir sus necesidades de insulina. A esto se le conoce como periodo de luna de miel. En ocasiones, estas células sucumben al proceso inmunológico y mueren. De nuevo requerirá de dosis más altas de insulina.

SOLICITE AYUDA

Si experimenta problemas con la hipoglucemia, siempre solicite ayuda a su consejero de diabetes.

RESUMEN

• La hipoglucemia es la disminución de la glucosa sanguínea: por debajo de 72 mg/dl para fines prácticos; el diagnóstico es definitivo cuando es menor a 45 mg/dl.

• Es común en las personas sometidas a tratamiento de insulina (alrededor de 10 episodios por año) y ocurre en una de cada tres personas que toman glibenclamida.

• La hipoglucemia es grave en raras ocasiones.

• Aprenda a reconocer cuando disminuye la glucosa sanguínea.

• Muestre a sus amigos y familiares lo que deben hacer.

• Lleve siempre glucosa si toma insulina o pastillas de sulfonilurea.

• Consuma un poco de glucosa de inmediato cada vez que tenga hipoglucemia, también debe comer alimentos ricos en almidón.

• Cuando se sienta mejor, busque la razón por la cual tuvo hipoglucemia. ¿Se administró demasiada insulina o tomó muchas pastillas, comió poco o realizó ejercicio de manera inesperada?

• Pocas veces ocurre una hipoglucemia grave. Si está bajo tratamiento de insulina debe tener glucógeno en casa, por si acaso.

• Una atención cuidadosa y un tratamiento adecuado para controlar la hipoglucemia previenen cualquier problema.

• Solicite ayuda de inmediato.

Capítulo II
La hiperglucemia o elevación de la glucosa sanguínea

En teoría, cualquier glucosa sanguínea por encima de 144 mg/dl se considera elevada, es decir, tiene hiperglucemia. Sin embargo, mientras que a cualquier persona le agradaría tener sus niveles de glucosa sanguínea entre 72 y 144 mg/dl (36 y 126 mg/dl antes de comer), en la vida real es muy difícil lograrlo durante todo el tiempo que tenga diabetes. Esto no significa que debe dejar de intentarlo.

Para casos prácticos, este capítulo se refiere a los niveles de glucosa sanguínea por encima de los 200 mg/dl. Muchos pacientes observarán niveles de glucosa sanguínea en este rango, de vez en cuando; el nivel ocasional entre 200 y 360 mg/dl rara vez es un desastre, aunque puede hacerlo sentir mal y con sed, al igual que obligarlo a orinar muchas veces.

Una de las dificultades de recomendar a las personas diabéticas cómo responder a los cambios en el nivel de la glucosa sanguínea es que cada quien reaccione de manera distinta en un nivel determinado. Algunas personas que no atienden su diabetes, salen a pasear con niveles de glucosa sanguínea de 540 mg/dl y afirman sentirse bien. Otros se sienten terriblemente si la glucosa llega a superar los 200 mg/dl. Una parte de esto se debe a que el cuerpo se acostumbra al nivel de glucosa que prevalece, pero todos percibimos las cosas de diferente manera. Además, otros factores, como el estado de otra química corporal, afectan su disposición y la seriedad con que toma un nivel de glucosa en particular. Esto dificulta el manejo de niveles de glucosa sanguínea específicos que definan un procedimiento concreto a seguir. Cada persona debe aprender a conocer su propio cuerpo. Comente con su consejero de diabetes qué debe hacer si la glucosa se eleva; lo que sigue es sólo una orientación general.

NIVELES DE GLUCOSA SANGUÍNEA CONSTANTEMENTE ELEVADOS

200-342 mg/dl

Es triste que muchas personas diabéticas tengan niveles de glucosa como éste constantemente. Una parte de esto es una herencia de los días en los que le decían: "Mantén siempre un poco de azúcar en la orina para evitar que te dé hipoglucemia". Si tiene glucosa en la orina, la glucosa sanguínea está por encima de 200 mg/dl. Esto supera el umbral para el desarrollo de lesión en el tejido diabético. Esto significa que si, en promedio, su nivel de glucosa sanguínea permanece elevado durante largos periodos, puede desarrollar lesión de tejido diabético (consulte el capítulo 12). Por lo tanto, aunque para casi todas las personas estos niveles de glucosa sanguínea no son agudamente peligrosos, pueden dañar su cuerpo poco a poco, por lo que debe reducirlos.

Por encima de 342 mg/dl

Casi todas las personas diabéticas bajo tratamiento de insulina presentarán niveles como éste en alguna ocasión. Sin embargo, si casi todos sus niveles de glucosa sanguínea son así de altos, corre peligro. Aunque no se sienta mal, una ligera molestia, por ejemplo, una pequeña riña en el trabajo o un resfriado, puede elevar con rapidez la glucosa sanguínea. Después se sentirá muy mal. Niveles como éste requieren atención inmediata.

ALGUNOS FACTORES QUE ELEVAN EL NIVEL DE GLUCOSA SANGUÍNEA

- Muy poca insulina o pocas pastillas reductoras de glucosa
- Comer en exceso

- Hacer muy poco ejercicio
- Los periodos menstruales
- Una infección
- Las lesiones o una cirugía
- Los ataques cardiacos
- La tensión
- Los medicamentos y las medicinas

Muy poca insulina o pocas pastillas reductoras de glucosa
Si se le olvida aplicarse insulina, se le termina o la suspende, su nivel de glucosa se elevará. Ocurrirá lo mismo si olvida tomar sus pastillas para la diabetes, se le terminan o las suspende. Los tratamientos que reducen la glucosa son su cuerda de salvamento, por supuesto que debe reducir su tratamiento si la glucosa sanguínea está baja a menudo (consulte el capítulo 10), pero no lo suspenda. No tiene ninguna excusa para que se le terminen las pastillas o la insulina, no debe olvidarlo. En ocasiones ocurre, y eso es humano, pero si lo olvida una y otra vez, desarrolle un sistema para recordar: coloque un reloj con alarma junto a su insulina, si es necesario. No la suspenda si tiene vómito.

Comer en exceso
Lucy estaba internada en el pabellón de diabéticos. Había ingresado al hospital con neumonía, la cual alteró el equilibrio de su glucosa sanguínea; aunque la neumonía pronto mejoró, sus niveles de glucosa sanguínea continuaron elevándose. Después, descubrimos que tomaba dos desayunos: uno en el pabellón y otro en la cafetería del personal. "Prefiero los desayunos preparados", dijo, "no puedo prepararlo en casa". También le gustaba tomar el té de la tarde en la cafetería.

Si come más de lo que la insulina de su cuerpo puede controlar (con su propia insulina o con la que le proporcionan las pastillas o las inyecciones de aquélla), la glucosa sanguínea se elevará. Algunas personas necesitan recuperar su peso, si se les acaba de diagnosticar una diabetes que los ha hecho adelgazar. En casi todos los casos, el sobrepeso es lo último que necesita.

Tan pronto como suba de peso, su insulina se elevará, debe aumentar sus dosis de insulina o pastillas, esto le provocará hambre, comerá más, y así sucesivamente. Algunas personas se matan de hambre para mantener baja la glucosa, lo cual no es una buena idea. Provoca que se consuma la grasa, y eso produce acetonas.

Hacer muy poco ejercicio
Damián estaba en el sexto mes de su primer trabajo; iba bien, pero su diabetes no. Los niveles de glucosa sanguínea comenzaron a elevarse después de que consiguió el empleo y parecía que necesitaba más insulina durante esos días. No lo entendía porque seguía su dieta. Lo comentó con la señora Baxter, la enfermera especialista en diabetes. "¿Cuánto ejercicio has hecho estos días?", le preguntó. "No mucho", le contestó Damián, un poco triste. "En realidad disfruto cumplir con el trabajo que hago en la oficina, pero he tenido que dejar el equipo de futbol. Parece que a nadie de aquí le interesa hacer deporte". Por esta razón se elevaron sus niveles de glucosa. Ha practicado menos ejercicio desde que salió de la escuela. Cuando la señora Baxter revisó su peso, se había incrementado un poco. Le sugirió que comiera un poco menos y que nadara en la alberca de la fábrica algunos días a la semana, para que se mantuviera en forma. Ahí conoció algunos deportistas y comenzó a practicar squash a menudo.

Hacer ejercicio con regularidad aumenta la sensibilidad a la insulina y mejora la forma en que se utiliza la glucosa. Por lo general, lo mantiene en forma (consulte el capítulo 17).

Los periodos menstruales
Los cambios hormonales durante el ciclo menstrual de las mujeres desencadenan efectos profundos en la glucosa sanguínea. Casi todas las mujeres diabéticas se han dado cuenta de que la glucosa sanguínea se eleva antes o mientras pierden sangre. Algunas notaron una tendencia de hipoglucemia y después una elevación de glucosa. Los cambios sólo duran algunos días en casi todas las

personas, por lo general no son tan graves como para alterar la dosis de insulina. Sin embargo, algunas mujeres ajustan su insulina con cada periodo. Averigüe qué sucede con sus niveles de glucosa, ya que pueden disminuir después de la menopausia.

El embarazo

Conforme avance el embarazo, sus necesidades de insulina se incrementarán. Al final del mismo, algunas mujeres toman el doble de la que tomaban al principio (consulte el capítulo 16).

Una infección

Cualquier infección altera su diabetes: un resfriado, un catarro, una infección viral de la garganta, una cistitis (infección urinaria), una infección en el pecho, una gastroenteritis, las úlceras, un absceso y demás. El grado en el que se eleva la glucosa sanguínea durante una infección no siempre es proporcional a la gravedad de la infección. Sin embargo la glucosa puede elevarse muy rápido, por ejemplo, durante la noche puede cambiar de 144 a 396 mg/dl. El motivo de esto (algunas veces, a pesar del vómito o la falta de apetito) es la liberación de hormonas de emergencia (esteroides y adrenalina) para ayudar a su cuerpo a combatir la infección. Se libera glucosa del hígado en la sangre. Por lo tanto, necesita más insulina mientras tiene una infección. Conforme se cura la infección, necesita reducir de nuevo su dosis de insulina. Las personas que sólo llevan una dieta como tratamiento requieren un poco más de ayuda: pastillas para reducir la glucosa o inyecciones de insulina mientras cede la infección. Quienes ingieren pastillas necesitan aplicarse insulina temporalmente. Su cuerpo no puede combatir la infección si se eleva el nivel de glucosa sanguínea, lo cual evita que sus "soldados" (los glóbulos blancos) ataquen y erradiquen la bacteria. De modo que se desencadena un círculo vicioso: infección, elevación de la glucosa sanguínea, disminución de defensas, empeoramiento de la infección, aumento de la glucosa, y así sucesivamente. Debe buscar ayuda pronto, para combatir la infección y no permitir que se eleve la glucosa sanguínea, esto quiere decir que debe inyectarse su dosis usual de insulina, incluso si no puede comer y aplicarse un poco más si su nivel de glucosa se eleva. Necesita energía para sentirse mejor, si no puede comer intente beber Lucozade, Coca, Pepsi, jugo de frutas, leche o sopa. El helado o el yogur son fáciles de digerir. Pero no suspenda su insulina.

Las lesiones o una cirugía

El cuerpo responde a una lesión, como una pierna rota, igual que frente a una infección. En cuanto al cuerpo, una cirugía es un tipo de lesión. Se liberan hormonas del estrés para ayudarlo a recuperarse y éstas liberan glucosa en la sangre. Necesita aumentar su insulina mientras se restablece de una lesión mayor. Si le practican una cirugía y no puede comer durante algún tiempo, es normal que le apliquen insulina y glucosa por vía intravenosa. Las dosis se ajustan de acuerdo con sus niveles de glucosa sanguínea, hasta que pueda comer de nuevo. Después continuará con su tratamiento de insulina usual o con las pastillas. Con una lesión mayor o una cirugía, las personas que sólo llevan dieta algunas veces requieren aplicarse insulina de manera temporal.

Un ataque cardiaco

Un ataque cardiaco es otro tipo de estrés y lesión, de nuevo se liberan hormonas de emergencia, que generan aumento de la glucosa sanguínea; debe estabilizar su nivel para asegurarse de que no surja hipoglucemia en un momento en que su corazón está susceptible.

La tensión

Empleo la palabra "tensión" para definir una situación que evoca una respuesta de emergencia en el cuerpo. La tensión de la vida diaria puede provocar la liberación de adrenalina, o que eleva la glucosa sanguínea.

Mike era el administrador de la tienda en una fábrica de vidrio. Habían aumentado las fricciones entre un gerente en particular y los trabajadores de la fábrica de placas de vidrio. El problema estalló un viernes cuando el gerente acusó a un hombre de trabajar con flojera. Mike tuvo una violenta discusión con éste y ambos se retiraron molestos sin resolver la disputa. Mike condujo a casa de mal humor. Al revisar la glucosa sanguínea, se había elevado de 162 mg/dl de la hora del almuerzo hasta 342 mg/dl: el nivel más alto de la tarde que había observado en años. Se aplicó tres unidades más de insulina de efecto rápido y a la hora de irse a dormir la glucosa había descendido a 200 mg/dl.

Los medicamentos
Los medicamentos son una causa común de hiperglucemia. Los esteroides producen la mayor elevación de glucosa, y la dosis de insulina o de pastillas para reducirla aumentarían al doble mientras esté bajo un tratamiento con esteroides; si los suspende abruptamente, disminuirá a toda prisa la glucosa. Esto es importante para los diabéticos con asma que toman esteroides durante periodos cortos. Otros medicamentos que aumentan la concentración de glucosa sanguínea son los diuréticos tiazidas, las pastillas anticonceptivas orales y, ciertas veces, los antidepresivos tricíclicos (como la amitriptilina). Por lo general, las tiazidas pueden cambiarse por otro medicamento para controlar la presión alta o aliviar la inflamación de los tobillos. Los esteroides son un tratamiento fundamental para casi todas las condiciones en que se utilizan, por lo tanto debe ajustar su tratamiento para la diabetes con el fin de evitar que se eleve la glucosa (cuya disminución ocurrre cuando termina el tratamiento con esteroides).

¿QUÉ HACER CUANDO SE ELEVAN LOS NIVELES DE GLUCOSA SANGUÍNEA?

Si el valor elevado resulta una sorpresa absoluta, lávese las manos y repita la prueba con cuidado. Pudo tener los dedos pegajosos al hacer la prueba. Para ajustar su insulina, necesita saber qué tipo de insulina le funciona (o debe funcionar) cada vez que se eleve la glucosa sanguínea, y cuánto tiempo tarda en hacer efecto. Debido a que las insulinas turbias tardan en eliminarse del cuerpo, conviene esperar tres días entre cada ajuste de la dosis. Los cambios de las insulinas de efecto rápido, medio o prolongado provocan fluctuaciones exageradas en la glucosa e hipoglucemia. Es más sencillo, al menos al inicio, ajustar sólo una dosis de insulina (sólo por la mañana o por la tarde) cada vez, para evitar una confusión. Si está nervioso por aumentar su insulina, hágalo con una unidad. Consúltelo con su consejero de diabetes. Pero no se siente a observar cómo se eleva la glucosa sanguínea sin hacer nada.

Las personas que toman pastillas para reducir la glucosa también ajustarían su medicación si los niveles de glucosa sanguínea se mantienen elevados; aunque debe consultarlo primero con su consejero de diabetes. Cada pastilla tiene una dosis máxima que no debe excederse (no son como la insulina, que puede las que el cuerpo requiera). Deje pasar tres días entre cada ajuste de la dosis.

RESUMEN

- Si la glucosa sanguínea se encuentra por encima de 200 mg/dl, entonces corre el riesgo de tener sed y poliuria.
- Si la glucosa se mantiene por encima de 200 mg/dl, corre el riesgo posterior de tener lesiones en los tejidos.
- Si se siente bien, pero la glucosa sanguínea se eleva, aplíquese una dosis mayor de insulina y ajuste la dieta o tratamiento para prevenir altos niveles de glucosa sanguínea en el futuro.
- Si se siente mal y se eleva la glucosa sanguínea, sobre todo si tiene acetona en la orina, aplíquese más insulina y solicite ayuda urgente.
- El vómito es una señal de peligro para los diabéticos. Pida ayuda.

• Entre las causas de la elevación de glucosa se halla la poca insulina o pocas pastillas para reducir la glucosa, comer en exceso, practicar poco ejercicio, los periodos menstruales, el embarazo, una infección, una lesión, un ataque cardiaco, la tensión y los medicamentos.

CAPÍTULO 12
Las lesiones en los tejidos por diabetes

La diabetes es un desajuste en varios sistemas. En suma, afecta a muchas partes o sistemas del cuerpo. Hasta aquí me he concentrado en el equilibrio de la glucosa sanguínea pero, con la diabetes, también se alteran otros químicos sanguíneos. Y surgen más problemas a partir de las lesiones en los tejidos corporales, provocados por la elevación y disminución de la glucosa sanguínea. Muchas personas no encuentran relación alguna entre un ataque cardiaco o la debilidad en la visión y su diabetes, aunque están conectados. Asimismo, se pueden evitar si se cuida desde el principio.

Desde hace tiempo, las lesiones en los tejidos del diabético por lo general se dividen en lesión menor de vasos sanguíneos, como la que ocurre en los ojos o los riñones, y lesión extensa de vasos sanguíneos, que se origina en los vasos que irrigan el corazón y las piernas, aún cuando los problemas sean una combinación de éstos y otros factores. Asimismo, los diagnósticos en apariencia obvios para los médicos, no siempre reflejan lo que las personas realmente perciben de sí mismas, por lo tanto, conviene que conozca los efectos de la diabetes, en la medida en que los detecte y según la valoración y control de su médico. Este planteamiento significa que las complicaciones comunes y las no tanto se relacionan entre sí. No se asuste. A nadie le ocurren todas. Si detecta un problema, su equipo de cuidado de la diabetes lo ayudará. En el capítulo 13 comento las posibles causas de estos efectos y qué hacer para prevenirlas.

Describo los posibles problemas de acuerdo con las áreas del cuerpo donde pueden surgir o que el médico examina para encontrarlos.

LA PIEL

Infecciones

Infecciones cutáneas menores. Son comunes en la diabetes, sobre todo si la glucosa sanguínea no se controla bien. Aparecen furúnculos o manchas, que disminuyen conforme se reduce la glucosa sanguínea. Algunas veces los furúnculos se transforman en abscesos o carbuncos. Es necesario hacer una incisión quirúrgica para drenarlos, en ocasiones bajo anestesia general. En raras ocasiones, surge salpullido o manchas rojizas en las piernas o enrojecimiento general y calor, lo que indica la liberación de bacterias infecciosas que requieren tratamiento con antibiótico. Las marcas púrpuras o rojas más frecuentes en las piernas son cicatrices de golpes anteriores y raspones.

Aftas. Aparecen en los pliegues y arrugas de la piel —bajo los senos o en las ingles— si tiene sobrepeso. Se controlan con pomada fungicida, control en la elevación de la glucosa sanguínea y disminución de peso.

Dermopatía diabética

Quienes padecen diabetes desde hace tiempo manifiestan manchas rojizas o cafés en la piel. Aparecen en un área en que hubo lesiones menores o espontáneas. Llegan a desvanecerse un poco, pero duran muchos años. No requieren ningún tratamiento y no son un problema serio.

Necrobiosis lipoidica diabeticorum

La necrobiosis lipoidica diabeticorum es una extraña complicación de la diabetes, normalmente se desarrolla en las personas cuya glucosa sanguínea ha estado muy elevada por un tiempo prolongado. Es un moretón rojizo brillante en la piel, normalmente en la pantorrilla. Desaparece por sí sola. De no ser así, es necesario aplicar un tratamiento con esteroides y algunos médicos recetan pastillas de ácido nicotínico. La condición por sí sola no es peligrosa, aunque en ocasiones es dolorosa; las mujeres prefieren ocultarla con medias o maquillaje.

Xantoma eruptivo

Son pequeñas acumulaciones de grasa que se detectan en personas con niveles muy elevados de grasa en forma de triglicéridos en la sangre. Quizá estas personas también tengan grietas de grasa en los pliegues de las manos. El xantoma eruptivo ocurre en raras ocasiones y se encuentra a menudo en los miembros superiores. Las personas que lo padecen necesitan reducir los triglicéridos.

CABEZA Y CUELLO

Apariencia general

Apariencia facial. Aunque no es estrictamente una complicación de la diabetes, los siguientes cambios anticipan o denotan una alteración hormonal de su diabetes, la cual, al principio, no lo parecía. Una cara muy redondeada o de luna llena, con enrojecimiento en las mejillas y, en las mujeres, exceso de vello en el mentón, el labio anterior y a los costados, indican un exceso de hormona esteroidea (ya sea por tomarla en pastillas o por una sobreproducción del cuerpo). La aspereza en la piel, las cejas pobladas, prognatismo y aumento en el espacio interdental, revelan un exceso de hormonas del crecimiento (acromegalia, una condición extraña). El adelgazamiento facial con expresión de ansiedad y brillo en los ojos, indican aumento en la actividad de la tiroides.

Espinillas y furúnculos. Las espinillas faciales y los furúnculos en la parte posterior del cuello provocan angustia, sobre todo en los jóvenes. Normalmente mejoran con un buen equilibrio de la glucosa. El acné se controla con un buen cuidado de la piel y ocasionalmente con tetraciclina o antibióticos similares.

Debilidad muscular. La debilidad muscular facial se debe a un golpe (por lo general abarca la mejilla y el área de la boca) o a una lesión en uno de los nervios de la cara, en este caso es más fácil ubicarlo. Si los nervios faciales no funcionan (por un golpe o una lesión en el nervio), no puede controlar la boca ni la sali-

COMING SOON
RESERVE YOUR COPY TODAY!

Available 3/8
The One Thing You Need To Know
Marcus Buckingham
Hardcover
Reg. $29.95
Waldenbooks $20.96 (valid through 3/21/05)

Available 3/15
Runny Babbit
Shel Silverstein
Hardcover
Reg. $17.99
Waldenbooks $14.39 (valid through 3/28/05)

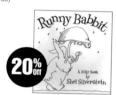

Available 3/29
The Princess Diaries:
Princess in Training
Meg Cabot
Hardcover
Waldenbooks $16.99

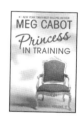

Available 3/31
Who's Afraid of a Large Black Man?
Charles Barkley
Hardcover
Waldenbooks $24.95

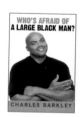

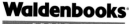

COMING SOON
RESERVE YOUR COPY TODAY!

Available 3/1
Impossible
Danielle Steele
Hardcover $27.00
Waldenbooks $18.90 (valid through 3/14/05)

Available 3/1
Vanishing Acts
Jodi Picoult
Hardcover
Reg. $25.00
Waldenbooks $20.00 (valid through 3/27/05)

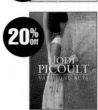

Available 3/15
The Truth About Love
Stephanie Laurens
Hardcover
Reg. $22.95
Waldenbooks $16.07 (valid through 3/28/05)

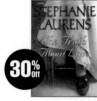

Available 3/15
With No One As Witness
Elizabeth George
Hardcover
Waldenbooks $26.95

Available 3/29
Ya-Yas in Bloom
Rebecca Wells
Hardcover $24.95
Waldenbooks $17.47 (valid through 4/11/05)

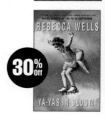

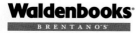

va, o puede derramar la comida por un lado (algo similar a los efectos de una anestesia dental local). La lesión del nervio evita que el párpado se abra por completo. Por lo general, la debilidad muscular mejora paulatinamente.

Sudoración excesiva. Se refiere a los sofocos y la sudoración en la cara ocasionada por comer, en una persona diabética con lesión del nervio autónomo. Si tiene este problema, se recomienda evitar comer alimentos muy condimentados.

Ojos

Estrabismo con doble visión. Un síntoma más de debilidad muscular por lesión del nervio, puede surgir de manera repentina con dolor alrededor del ojo. Se cura con el tiempo; por lo general, la mejoría comienza después de algunas semanas, pese a que una recuperación completa tardaría algunos meses. Un parche en el ojo o lentes de color sirven para estos casos.

Cataratas. Las cataratas son comunes en las personas diabéticas, incluso los niños pequeños tienen cataratas. En ellos se debe al desequilibrio de la glucosa. Sin embargo, la mayoría de las personas tiene cataratas hasta que envejece. Se debe a una concentración de residuos en el cristalino del ojo. Los cristalinos del ojo se parecen a los de una cámara. Si la lente de la cámara está sucia, no podrá ver a través de ella; lo mismo ocurre con su ojo. Las cataratas provocan visión borrosa. Algunas veces la mancha es irregular.

Su médico revisará su agudeza visual, pidiéndole que lea letras en un cartel ocular (6/6 o 6/5 está bien); después revisará sus ojos en un cuarto oscuro, por lo general después de aplicarle gotas para dilatar (abrir) la pupila. El efecto de las gotas (comúnmente, tropicamida) se pierde o revierte poco a poco, pero no debe conducir hasta que vea normalmente. No maneje si su visión está muy deteriorada. ¿Cumple con los requerimientos visuales de la licencia de manejo? Cuando la catarata está "encarnada", con una cirugía en el ojo (oftalmológica) se retira el cristalino, bajo anestesia local o general. Casi siempre se inserta un cristalino artificial en su lugar.

Retinopatía diabética. La retinopatía es una de las complicaciones mayores de la diabetes. Esto significa trastornos que afectan el fondo del ojo. La retina es la parte con la que vemos (como la película de una cámara). La diabetes es la causa más común de ceguera en las personas de edad avanzada en muchos países, aunque tal situación mejora paulatinamente. El desarrollo de la retinopatía diabética puede retardarse e incluso evitarse con un tratamiento adecuado. Después de quince años de enfermedad, casi todas las personas diabéticas tipo 1 revelan alguna evidencia de retinopatía diabética. Después de quince años con diabetes tipo 2, casi 65 por ciento tiene alguna evidencia de retinopatía. Sin embargo, para muchas personas esto no es más que la aparición de diminutos puntos rojos que no afectan su visión.

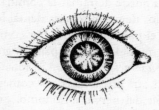

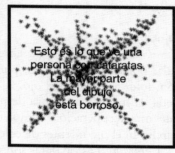

Cataratas.

Revisión ocular. Las personas diabéticas deben asistir a una revisión ocular, al menos una vez al año. Se revisan en modos diferentes, pero lo más importante es que alguien observe la retina con una lámpara especial llamada oftalmoscopio o tomando una fotografía. En casi todos los casos, esto se realiza en un cuarto oscuro después de aplicarle gotas en los ojos para dilatar la pupila. Para utilizar el oftalmoscopio, el observador (que debe ser un médico, optometrista, oftalmólogo, óptico o una enfermera con capacitación especial) debe acercarse a usted y mirar a través de la pupila negra en el centro de su ojo. Le pide que mire hacia arriba, pues resulta más fácil si se fija un punto arriba y continúa mirando en esa dirección, incluso si la cabeza está en esa dirección. Puede parpadear, no olvide respirar. Otro

WALDENBOOKS SUPERSTORE

SALE   1347   104 5669   03-15-05
            REL 7.7/1.08 42 20:40:57

01 9707320516   11.90
            SUBTOTAL   11.90
TEXAS 8.25% TAX   .98
            TOTAL   12.88
            CASH   20.00
            CHANGE   7.12-
            PV# 0045669

Visit www.WaldenbooksStores.com

------------CUSTOMER RECEIPT------------

If you are unhappy with your purchase for any reason, simply return it within 30 days accompanied by your receipt for a full refund. Without a receipt, only an exchange or a Customer Return Gift Certificate will be given. Returned merchandise must be in saleable condition. Magazines and newspapers may not be returned.

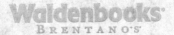

Returns to Waldenbooks Stores:

If you are unhappy with your purchase for any reason, simply return it within 30 days accompanied by your receipt for a full refund. Without a receipt, only an exchange or a Customer Return Gift Certificate will be given. Returned merchandise must be in saleable condition. Magazines and newspapers may not be returned.

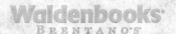

tipo de revisión consiste en tomar una fotografía del ojo con una cámara que enfoca la retina con una luz infrarroja. Se le llama fotografía de retina no-midriática, porque se hace sin aplicar gotas en el ojo.

Retinopatía en el fondo del ojo. Es el tipo más común de retinopatía diabética. Al principio, todo lo que se ve son venas inflamadas. Conforme evoluciona la condición, se detectan microaneurismas (diminutos puntos rojos próximos a los vasos sanguíneos) y hemorragias (manchas o manchones rojos), solos o con exudados de grasa amarilla. La retinopatía de fondo no provoca la pérdida de la visión, usted no tiene la capacidad de saber que la tiene. Sin embargo, se desatan complicaciones graves, por lo que debe detectarse y observarse con cuidado. Si los exudados se realizan sobre la mácula (el área de mejor visibilidad), se reduce la visión (consulte la figura).

El tratamiento de la retinopatía en el fondo del ojo es regresar la glucosa y la presión sanguínea a un nivel normal de manera sutil. Una vez que lo haya alcanzado, manténgase ahí.

Padecimiento macular. La mácula es un área diminuta de la retina donde se concentra la visión central. Se inflama (edema macular) o al exudar bloquea el paso de la luz o la delimita. Si se afecta la mácula, se reduce la agudeza visual y usted percibe el problema. Un oftalmólogo (médico de los ojos) puede corregir la lesión con tratamiento láser. De nuevo, la glucosa y la presión sanguíneas han de regresar de manera sutil a un nivel normal.

Retinopatía preproliferativa y proliferativa. El problema más grave del padecimiento del ojo diabético. Ésta se manifiesta con venas irregulares y manchas blancas en la retina: exudados ligeros o puntos blancuzcos. Una de cada dos personas con estos cambios desarrollan retinopatía proliferativa en dos años. Con esta complicación se forman nuevos vasos sanguíneos dentro o fuera de la retina, en la gelatina transparente o vítreo, por donde podemos ver. Estos vasos nuevos son frágiles, sangran con facilidad y llenan el vítreo de sangre, lo cual impide ver. Los vasos nuevos también crean tejido fibroso, desprenden la retina del tejido que la sostiene, es decir, provocan desprendimiento de retina. Una de cada cuatro personas con vasos nuevos pierde la visión del ojo en dos años. Un tratamiento inmediato con láser, cuya recuperación dura algunas semanas, reduce el riesgo de ceguera en la retinopatía proliferativa.

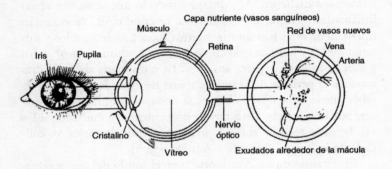

Al centro se muestra un corte vertical de un ojo normal y a la derecha se muestra lo que el médico observa al mirar a través de la pupila de una persona con retinopatía diabética severa.

Por desgracia, no presentará síntomas de retinopatína pre-proliferativa o retinopatía proliferativa cuando ya sea demasiado tarde. Una vez que tenga un sangrado, verá una película negra atravesando su visión o manchas negras. Si ve algo como esto, debe acudir con su médico de inmediato o dirigirse al departamento de urgencias de un hospital oftalmológico. Un tratamiento inmediato salvará su vista. Si la retina se desprende, quizá haya que quitar el vítreo para detener cualquier movimiento adicional en la retina sensible. Esta operación se llama vitrectomía.

Por lo general se aplica un tratamiento con láser, procedimiento donde el paciente no necesita internarse, con un poco de anestesia local en el ojo. Las gotas para dilatar pueden nublar la visión de manera momentánea. El tratamiento con láser no duele, aunque en algunas ocasiones puede doler el ojo o sentir dolor de cabeza.

Otros problemas oculares. Los coágulos en las arterias o venas de la retina son más comunes en los diabéticos que en los demás, al igual que el glaucoma. El glaucoma es un aumento en la presión del fluido del vítreo, dentro del ojo. Si tiene dolor, tensión o coloración rojiza en el ojo, debe acudir con su médico de inmediato. Algunos síntomas menos drásticos del glaucoma son halos alrededor de las luces, visión borrosa y dolor del ojo. El glaucoma se diagnostica mediante la administración de gotas de anestesia local en el ojo y colocando un dispositivo de medición, llamado tonómetro, en la córnea paralizada. Su tratamiento es sencillo.

ADVERTENCIA

Los médicos necesitan utilizar gotas para dilatar (abrir) la pupila del ojo y observar la retina. Esto es peligroso para las personas con

- Glaucoma.
- Una cirugía óptica anterior.
- El implante de un cristalino artificial durante una cirugía de catarata.

Si tiene alguna de ellas, asegúrese de avisarle a la persona que vaya a administrarle gotas en los ojos, ¡antes de que se las pongan!

Los oídos

Sordera. La sordera no siempre se relaciona con la diabetes, aunque los nervios auditivos se lesionan a causa de ésta, lo que provoca dificultad para escuchar. Una prueba auditiva determina el tipo de problema y, de ser necesario, se ajusta un apoyo auditivo.

Cuello

La parte posterior del cuello es un área común para la erupción de carbunclos o furúnculos. Al frente, la glándula tiroides se inflama, signo de un probable aumento en la actividad de la tiroides.

PECHO

Esta parte incluye el corazón y los pulmones, y termina en las costillas que se conectan con el hueso del pecho de cartílago ligero o esternón. La parte inferior de la cavidad pectoral se forma con el diafragma muscular. El esófago está detrás del corazón y frente a la columna vertebral, lleva los alimentos de la boca al estómago.

Corazón

Dolor del pecho. Los dolores del pecho no se atribuyen a un padecimiento cardiaco. El problema de especificar los síntomas es que todos comenzamos a sentirlos tan pronto leamos algo sobre ellos, es un riesgo profesional para los médicos y las enfermeras. Así que no comience a imaginar cosas. Normalmente el dolor del corazón es un tirón, un dolor intenso en el centro que se expande por el pecho y algunas veces sube por el cuello hasta la mandíbula o baja hacia los brazos, a menudo al izquierdo. Debido a que la diabetes afecta los nervios, el dolor del corazón no es común en los diabéticos.

Angina. Significa compresión o estrechez, ya que la angina es una estrechez del pecho. Es un síntoma de que una parte del corazón no recibe suficiente sangre, otros síntomas son opresiones en el pecho, extensivas al cuello o a los brazos, y suceden con el ejercicio, la agitación, excitación o la emoción: todo lo que acelere su corazón. La angina se cura con pastillas de trinitrato de glicerol o una rociada bajo la lengua con un pulverizador. Las pastillas como los nitratos, los beta bloqueadores (como el atenolol) y los antagonistas de los canales de calcio (la nifedipina) previenen los ataques de angina.

Ataque cardiaco. Este es un nombre no específico para una condición aguda en la que un coágulo entra en una arteria que irriga una parte del músculo del corazón (trombosis coronaria),

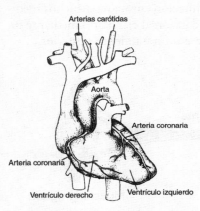

Arterias carótidas

Aorta

Arteria coronaria

Arteria coronaria

Ventrículo derecho   Ventrículo izquierdo

El corazón: las principales arterias que salen de él
y las arterias coronarias que lo irrigan.

lo cual provoca que se muera el músculo que irriga la arteria (infarto al miocardio). Causa el mismo tipo de dolor que surge con la angina, aunque a menudo es más grave y prolongado. La angina es una condición temporal; un infarto al miocardio, permanente. Otros síntomas agudos de infarto al miocardio son sudoración, náusea o vómito, eructos y dificultad para respirar. Algunas personas sólo tienen síntomas menores. Si cree que puede darle un ataque cardiaco, pida una ambulancia. Después tome una aspirina (excepto si sabe que le hace daño, o que le hayan indicado no tomarla).

En la actualidad, hay un tratamiento específico para la trombosis coronaria, la trombólisis, o medicamentos "anticoagulantes", por ejemplo, la estreptocinasa. Las personas sin un tratamiento para los vasos nuevos de la retina deben evitar la trombólisis, en caso de que sangren. El tratamiento trombolítico se inyecta en la vena para prevenir un infarto al miocardio: daño permanente del músculo del corazón. Funciona mejor seis horas después de la manifestación de los síntomas, así que llame una ambulancia de inmediato si presenta los síntomas de un ataque cardiaco. Un electrocardiograma (ECG) confirma el diagnóstico, también se determina con un estudio de las enzimas en la sangre para determinar la lesión de las células cardiacas. Permanecerá en observación en una unidad de cuidado coronario durante un día o más, y por lo general se le dará una aspirina y medicamentos betabloqueadores (a menos que sea alérgico a ellos). Poco a poco, podrá levantarse; la mayoría de las personas sale del hospital después de una semana. Muchos hospitales tienen un programa de rehabilitación coronaria. Muchos médicos revisan la respuesta de su corazón al ejercitarlo mediante un ECG para determinar si requiere un tratamiento posterior.

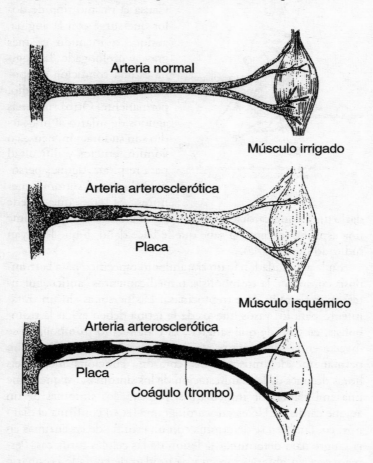

Arterosclerosis. La arteria se **bloquea** parcialmente debido a depósitos de placa, donde se crean coágulos que obstruyen la arteria por completo. Primero se lesiona el músculo y después muere por completo.

Una angiografía coronaria es un estudio adicional común de la angina o infarto al miocardio. Se inyecta medio de contraste en sus arterias coronarias, a través de un tubo delgado que se inserta desde la arteria de la ingle hasta el corazón. Se realiza bajo anestesia local para tomar placas de rayos X. Tal vez sienta ardor al inyectarle el medio de contraste y se ocasiona una herida temporal en su pierna. Las personas que toman metformina deben suspenderla antes de realizarse este estudio. Si se observan tipos particulares de estrechamiento de la arteria coronaria, se recomienda una angioplastía (expansión del estrechamiento con un globo) o una cirugía de derivación de la arteria coronaria. Asegúrese de saber qué planea hacer exactamente el cardiólogo, así como los riesgos.

La trombosis coronaria es una condición común, de la cual casi todas las personas se recuperan para continuar con su trabajo y disfrutar sus pasatiempos. Tarda entre dos y tres meses en regresar a la normalidad; no debe conducir durante el primer mes o hasta que su médico lo indique. Si tiene angina o trombosis coronaria, debe dejar de fumar, cuidar su peso y su presión sanguínea, asimismo debe llevar una dieta baja en grasas. Cuando lo indique su médico, debe hacer ejercicio con regularidad.

Pulmones

Infección del pecho. Si tiene dolor en el pecho, en un costado o en la parte posterior del mismo, y le molesta al respirar, sobre todo si tose con flemas verdes o tiene dificultad para respirar, tal vez tenga infección en el pulmón. Comuníquese con su médico. Las personas diabéticas son susceptibles a infecciones. Con antibióticos pronto se controla.

La dificultad para respirar se debe simplemente a la falta de condición física o al sobrepeso. Es un síntoma de distintos problemas del pecho, incluido el asma, la bronquitis y la infección. Si tiene una lesión cardiaca continua, posiblemente se deba a la acumulación de agua en los pulmones, ya que el corazón no bombea con fuerza suficiente para eliminarla. Se llama edema pulmonar o lesión del ventrículo izquierdo, por lo general se controla con diuréticos, que lo harán producir más orina para eliminar el agua (y algunas veces potasio) del cuerpo, incluyen frusemida y bumetanida. También le recetarán inhibidores de la enzima transformadora de la angiotensina (inhibidores de la ECA), para facilitar el funcionamiento del corazón.

ABDOMEN

Se ubica entre las costillas posteriores y las ingles, se le llama (erróneamente) panza o estómago. De hecho, el estómago está dentro de la cavidad izquierda del abdomen y lleva la comida hasta el duodeno, de ahí al intestino delgado, después al grueso y finalmente al colon. Las heces se expulsan del cuerpo por el recto. Detrás del estómago está el páncreas, que envía los jugos gástricos al duodeno. El hígado está bajo las costillas, a la derecha. La vesícula biliar se encuentra debajo del hígado, donde se concentra la bilis. Después, la bilis se vierte en el duodeno para mezclarse con la enzimas digestivas del páncreas. Los riñones están detrás de la cavidad abdominal, uno a cada lado. La orina fluye de los riñones por los uréteres hasta la vejiga, que está debajo de la cavidad abdominal, dentro del hueso púbico. En las mujeres, los ovarios y el útero están detrás de la vejiga. La orina fluye por la uretra, en las mujeres es pequeña y pasa junto a la vagina, frente al recto. En los hombres, la uretra es más larga porque viaja por el pene. Los estudios se realizan en el escroto para no irritarlo. La irrigación sanguínea de los órganos abdominales y las piernas fluye desde el corazón a través de la aorta, que pasa frente a la columna vertebral. Por lo general, la sangre viaja de regreso por la vena cava, una gran vena junto a la aorta.

Problemas gastrointestinales

Pancreatitis. La pancreatitis es una causa de diabetes. Quiere decir inflamación del páncreas y puede ocasionar fuerte dolor en el epigastrio (la parte del abdomen central, debajo de las costillas). El dolor se extiende hacia la espalda y se reduce al sentarse. Por lo general se asocia con vómito. La pancreatitis crónica recurrente surge en distintas condiciones, entre otras debido al exceso de alcohol. Las piedras en la vesícula biliar también ocasionarían pancreatitis. El nivel elevado de amilasa sanguínea respalda el diagnóstico. El tratamiento consiste en analgésicos y sustitución del fluido intravenoso.

Gastroparesis diabética. Es una parálisis parcial del estómago, la cual surge en los diabéticos cuyos nervios autónomos no funcionan. Los nervios son los cables que llevan señales a todas partes del cuerpo, desde el cerebro y envían de regreso los mensajes hasta éste. Los nervios autónomos están a cargo del funcionamiento del cuerpo. Si el estómago no puede vaciarse, usted se siente lleno después de comer y es probable que vomite. Se asocia con dolores por indigestión. El tratamiento consiste en equilibrar la glucosa sanguínea y medicamentos como la metoclopramida, la cual activa la digestión del estómago.

Diarrea diabética. Ésta es otra manifestación de neuropatía autónoma. Puede despertarlo de repente en la mañana y es necesario que se apresure a llegar al sanitario en varias ocasiones. El tratamiento consiste en equilibrar la glucosa sanguínea y medicamentos como la codeína, la cual estabiliza los intestinos. Algunas veces es útil tomar antibióticos.

Estreñimiento. El estreñimiento se debe a la deshidratación, como sucede en la diabetes que no está bajo ningún tratamiento, o a una lesión en los nervios que avisan a los músculos del intestino que debe expulsar las heces.

Problemas en el riñón y la vejiga

Infecciones. Las infecciones del tracto urinario y los riñones ocurren con mayor frecuencia en las mujeres que en los hombres. Tal vez se debe a que la corta uretra de las mujeres se contamina fácilmente con organismos fecales. Sin embargo, los hombres diabéticos también pueden presentar infecciones en el tracto urinario. La cistitis, o infección de la vejiga, provoca ardor al evacuar la orina, una sensación de no haber terminado de orinar y la necesidad de orinar con mucha frecuencia. La orina es turbia o rosada con sangre y tiene un horrible olor a pescado.

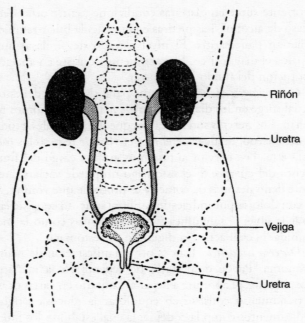

Riñón

Uretra

Vejiga

Uretra

El tracto urinario y los riñones.

Las infecciones del riñón o pielonefritis pueden surgir con o sin síntomas de cistitis. El paciente tiene fiebre elevada, vómito y dolor en el lado del riñón afectado.

Los antibióticos curan este tipo de infecciones. En muy raras ocasiones, la cistitis requiere hospitalización, aunque la pielonefritis provoca tanto malestar que las personas consideran la hospitalización. La glucosa sanguínea se eleva y necesita más insulina o pastillas para reducir la glucosa. Debe tomar mucha agua simple. El citrato de potasio alivia los síntomas. Si sufre a menudo de infecciones en el tracto urinario, debe tener mucho cuidado con su higiene perineal, las mujeres deben limpiarse o lavarse desde la uretra hacia el ano, y no en sentido contrario. No debe utilizar un jabón fuerte en esta área sensible. Los hombres deben tener cuidado de lavar con suavidad bajo el prepucio.

Nefropatía. La nefropatía es una enfermedad del riñón. Los riñones funcionan como filtros de agua, sales y desperdicios. La sangre se filtra en pequeñas redes de vasos sanguíneos llamados glomérulos. Los desperdicios, la sal y el agua se filtran de los vasos sanguíneos hacia cámaras recolectoras, a través de túbulos que los concentran en el sistema principal de drenaje, hasta los riñones. Después, la orina pasa a través de los uréteres hacia la vejiga. Con la diabetes, las paredes de los vasos sanguíneos o capilares se engruesan o se vuelven irregulares. Los desperdicios ya no se filtran para formar la orina. En otras palabras, las proteínas que se filtran —en pequeñas cantidades— producen microalbuminuria, y en grandes cantidades producen proteinuria franca. Los estudios con medidores para orina detectan la filtración de proteínas. Si pierde demasiadas proteínas, se reduce su nivel de albúmina sanguínea y no puede retener agua en la sangre. Comienza a tener inflamación en los tobillos, las piernas, la cara y en cualquier lugar. Se conoce como síndrome nefrótico.

Usted tiene millones de glomérulos en cada riñón, por lo tanto pasarán varios años (si es el caso), antes de que note los síntomas de la nefropatía diabética. Si todos los glomérulos están lesionados, los desperdicios se esparcen en la sangre. Puede sentir cansancio, náuseas, comezón en la piel y falta de energía. Puede tener dificultad para respirar por la concentración de líquido o por la acumulación de desperdicios que provocan acidez en la sangre. En general, se elevan la urea sanguínea y las concentraciones de creatinina, también lo hace el nivel de potasio sanguíneo. Su médico le pedirá que recolecte su orina durante 24 horas y que, al mismo tiempo, tome una muestra de sangre para calcular la liberación de creatinina del riñón, desde la sangre hacia la orina.

Conforme ocurren todos estos cambios, la lesión del riñón provoca que se eleve la presión sanguínea, lo cual causa una lesión adicional. Con el fin de detener este círculo vicioso, es fundamental que mantenga su presión sanguínea en un nivel normal.

Existen muchas causas de lesiones en el riñón, su médico debe asegurarse de que en su caso se debe a la diabetes y no a una condición que requiera un tratamiento diferente. La nefropatía diabética siempre se relaciona con la retinopatía diabética. Es casi seguro que debe realizarse un ultrasonido, y tal vez un urograma intravenoso para examinar el tamaño de sus riñones, el drenaje y su funcionamiento.

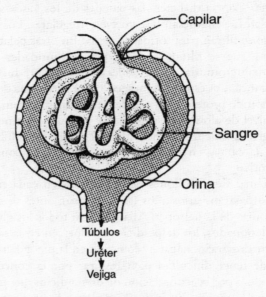

Un glumérulo del riñón.

El tratamiento depende del problema específico que tenga. ¿Tiene pérdida de proteínas y acumulación de líquido?, ¿o es una acumulación de desperdicios? Sobre todo, necesita llevar un buen control de la glucosa y la presión sanguíneas, una dieta, corrección del equilibrio de líquidos y tratamiento inmediato para el tracto urinario y otras infecciones para manejar la nefropatía diabética. Los diuréticos ayudan en algunos casos. Si la condición avanza, después requerirá de una diálisis peritoneal o hemodiálisis. El trasplante renal funciona en el tratamiento de problemas renales en personas diabéticas. En la actualidad, el trasplante de páncreas se realiza en la misma cirugía.

Problemas en la vejiga. Estos problemas incluyen incontinencia urinaria y dificultad para vaciar la vejiga. En una persona con dificultades para controlar las pérdidas de orina, la elevación de la glucosa le provoca aumento del flujo urinario y, sobre todo en los niños y en las personas de edad avanzada, incontinencia urinaria. También ocurren pérdidas de orina si se pierde la sensibilidad de la vejiga por lesión del nervio diabético. La lesión del nervio, neuropatía autónoma, dificulta la expulsión de toda la orina fuera de la vejiga. Si éste es el problema, presione detrás del hueso púbico para vaciar la vejiga por completo.

LOS PROBLEMAS SEXUALES Y LOS PERIODOS

Libido
El apetito sexual o libido se reduce en una persona enferma (por ejemplo, con la diabetes sin control) y por lo general regresa al estabilizarse. Si el problema persiste, su médico debe revisar sus niveles de hormonas sexuales.

Menstruación
Los periodos (la menstruación) se vuelven irregulares o se suspenden en las personas diabéticas sin diagnosticar o sin controlar. Por lo general, vuelven a la normalidad conforme se controla la diabetes. Los periodos y la menopausia alteran el equilibrio de la glucosa.

Embarazo
El embarazo no es una complicación de la diabetes —aunque ésta y el embarazo se complican entre sí—; consulte el capítulo 16.

Impotencia (disfunción eréctil)
La impotencia tiene muchas causas y afecta a casi todos los hombres en algún momento de sus vidas. En muchos casos, la discapacidad temporal para alcanzar una erección se debe a los

factores emocionales o las circunstancias en los que pretende tener una relación. Con paciencia y una pareja comprensiva se puede resolver este tipo de impotencia. En general, un estado de enfermedad, sin tomar en cuenta que tenga diabetes o no, puede provocar impotencia temporal.

Si no tiene erecciones en absoluto, incluso al masturbarse, o si suceden de manera espontánea durante la noche, o mientras camina o al estar con su pareja, es muy probable que tenga un problema hormonal o mecánico. Si tiene pocas hormonas sexuales masculinas, testosterona, por lo general pueden reemplazarse para rehabilitar su vida sexual. La testosterona no funciona en otros casos —aumenta el deseo, pero no el desempeño—. En la diabetes, el problema es la inadecuada irrigación de sangre al pene, debido a la obstrucción de las arterias, o a la pérdida de señales nerviosas que indican al pene que produzca una erección. Algunas veces los problemas arteriales se someten a tratamiento vascular quirúrgico. Pocas veces los problemas nerviosos mejoran con el equilibrio de la glucosa sanguínea. Sin embargo, en algunos casos, la lesión nerviosa es permanente.

El tratamiento para la disfunción eréctil cambió en los últimos años; casi todos los hombres en la actualidad encuentran un tratamiento que los ayude. Es importante hacerse una revisión médica completa y estudios de sangre antes de comenzar cualquier tratamiento.

Los hombres diabéticos pueden usar el sildenafil (viagra), aumenta el flujo sanguíneo del pene durante la estimulación sexual. Sólo surte efecto si funciona el nervio que estimula e irriga el pene. La pastilla se toma una hora antes de tener actividad sexual. Se necesita estimulación sexual para lograr una erección. Por lo general, la dosis inicial es de 50 mg. Se utilizan dosis menores en hombres de edad avanzada o quienes tienen problemas en el riñón o en el hígado. La dosis puede aumentarse hasta 100 mg. El viagra aumenta la circulación y no deben tomarlo quienes tienen presión baja, o quienes llevan medicación de nitrato. No deben utilizarlo los hombres que recientemente hayan vivido un infarto o un ataque cardiaco, o tienen una grave lesión en el hígado. Esto les provocaría una erección dolorosa y de larga duración (priapismo). Es más común en personas con deformidades en el pene o quienes tienen problemas sanguíneos, como anemia o leucemia. El viagra no deben usarlo hombres que realizan ejercicio físico o durante una relación sexual posiblemente peligrosa, por ejemplo, una persona que tiene una grave lesión cardiaca. Le provocaría sofoco y dolor de cabeza.

El alprostadil se inserta en la uretra (muse) o se inyecta en el pene (caverject) para estimular una erección. Es útil en hombres que tienen lesión del nervio diabético, lo cual les provoca impotencia. La muse es una medicación en barra que se inserta en la uretra con un aplicador especial; una enfermera o un médico le indican cómo hacerlo. Orinar antes facilita la inserción. Le provoca una sensación de ardor dentro del pene, que por lo general disminuye. Los hombres deben sentarse o permanecer de pie durante diez minutos, hasta que ocurra la erección y dura entre 30 y 60 minutos.

El caverject es un polvo que debe mezclarse con el líquido que viene en una jeringa previamente llenada. Se inyecta en el cuerpo cavernoso (la parte del pene que se llena con sangre durante la erección). Normalmente, ocurre una erección después de una hora. La primera inyección debe aplicarla un médico o una enfermera especializada, para que el paciente aprenda a usar el caverject correctamente. Las inyecciones son dolorosas y causan una pequeña herida.

Existe un riesgo con el priapismo y con el alprostadil. Los hombres con deformaciones o implantes en el pene no deben usar el caverject, tampoco quienes tienen problemas sanguíneos, como alteración en las células fusiformes o leucemia. Existen dispositivos de vacío que se extienden en el pene y se usan para irrigar sangre al pene y provocar una erección. En la actualidad se usan con poca frecuencia. En raras ocasiones, se sugiere hacer una cirugía de implante de pene para hacer que se endurezca. Esto implica una cirugía mayor de pene y existe el riesgo de complicaciones graves.

En cualquier tratamiento para la impotencia, si el pene no vuelve a ser flácido después de cuatro horas, debe acudir con su médico de inmediato o a una clínica de urgencias, para que le remuevan el exceso de sangre del pene con una pequeña aguja, con el fin de que se relaje.

La impotencia es un asunto emocional. A menudo los hombres no hablan al respecto con sus esposas o parejas, aunque siempre es mejor sincerarse mutuamente. Su esposa se sentirá mucho mejor al saber que usted aún la ama, pero que ha evitado el sexo por un problema físico. Algunas parejas encuentran un nuevo placer al realizar actividad sexual sin penetración. Otros disfrutan compartir tiempo juntos sin sexo.

También es importante que le informe a su médico sobre sus preocupaciones. Él no se avergonzará y siempre podrá ayudarlo. Muchos hospitales cuentan con servicio de orientación. Algunos tienen clínicas de impotencia.

Infecciones

Aftas. Pueden provocarle comezón perineal y ardor, en los hombres y mujeres diabéticos pueden surgir durante el contacto sexual. Su piel se enrojece y arde, y le provoca una supuración cremosa parecida al requesón. Se controla fácilmente con pomada fungicida, que debe aplicarse la pareja para tener una respuesta completa del tratamiento. Las mujeres deben asegurarse de que la crema también se haya aplicado en la vagina. Un simple pesario o una pastilla de medicamento fungicida pueden ayudar. El hongo de las aftas es común y se desarrolla en un ambiente azucarado y húmedo.

BRAZOS Y PIERNAS

Articulaciones y tendones

Quiroartropatía. Esto significa rigidez en las articulaciones de las manos. También puede suceder en los dedos de los pies. Raras veces limita sus actividades. Se debe a la tensión en los ligamentos de los dedos. El mismo proceso provoca rigidez en los dedos de los pies. Ejercite sus dedos en un ambiente cálido para mantenerlos flexibles.

Contractura de Dupuitren. Éste es un proceso similar que provoca el endurecimiento de los tendones de la palma de la mano. También le ocurre a las personas no diabéticas, como un padecimiento por herencia y, algunas veces, por otras condiciones.

Problemas con los nervios

Neuropatía periférica. La neuropatía periférica es una lesión en los nervios que cubren las extremidades o la periferia del cuerpo. El cuerpo entero está cubierto de nervios. Algunos llevan órdenes desde el cerebro hasta el cuerpo. Se llaman nervios motores. Otros nervios llevan información al cerebro desde el cuerpo y los sensores de la piel. Se llaman nervios sensores. Los nervios autónomos llevan señales al corazón, los vasos sanguíneos, al intestino y la vejiga, por ejemplo. En la diabetes, el sorbitol y otras sustancias anormales se depositan dentro de los nervios. El nervio preservativo se lesiona, y la irrigación de sangre se vuelve irregular. Los nervios envían o detienen todas estas irregularidades en la transmisión de señales eléctricas, lo cual quiere decir que no se envía ninguna señal o que están alteradas, y que los mensajes enviados al cerebro están equivocados.

La neuropatía sensorial es más común. Afecta cualquier modalidad sensorial: el tacto, la temperatura, el dolor, la vibración o la posición. Afecta los pies más a menudo que las manos. Normalmente, las personas diabéticas desarrollan una "neuropatía de guante o de calcetín". Se sienten hormigueos o piquetes en los pies o manos. En ocasiones es doloroso. Puede sentir entumecimiento, algunas veces tan acentuado que si llega a lastimarse el pie, se da cuenta. No será capaz de decir si su baño está muy caliente.

Vi a una persona que tenía una quemadura grave en el pie entumecido, porque el agua para la ducha estaba muy caliente. Algunas personas no saben con precisión dónde está su pie en relación con el suelo, más bien, sienten como si caminaran sobre algodón. El médico examinará su sensación con una aguja estéril, una bola de algodón o la vibración de una horquilla. En la actualidad, muchos médicos utilizan un filamento curvo para revisar la sensación con mucha suavidad. La ausencia del ángulo reflejo también indica neuropatía.

La neuropatía motora es menos frecuente. Afecta un músculo o cierto grupo de músculos. Si se interrumpe la irrigación de los nervios, se atrofian y se endurecen o se paralizan. En la amiotropía diabética, los músculos rígidos se afectan de esta forma.

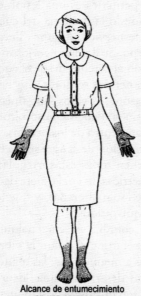

Alcance de entumecimiento en una persona con neuropatía periférica de guante y calcetín.

Existen muchas causas de la neuropatía distintas de la diabetes (incluyendo la deficiencia de vitamina B_{12} y el alcohol), por lo que éstas deben excluirse. El equilibrio óptimo de la glucosa es fundamental y cura el hormigueo. Se han utilizado muchas medicinas. Los antidepresivos, como la amitiptilina, son eficaces no porque esté deprimido, sino porque provocan un efecto específico en los nervios y receptores. Otros agentes, como la carbamazepina, curan el dolor neurálgico. Si tiene pérdida de la sensación, debe proteger el área entumida de cualquier daño y revisarla con regularidad.

Síndrome de túnel carpal. Describe el bloqueo del nervio mediano, ya que se encuentra en un túnel fibroso en la muñeca. Esta limitación provoca dolor u hormigueo en el pulgar y se extiende hasta el dedo medio. Por lo general, los síntomas empeoran durante la noche. También provoca debilidad de los dedos. Una sencilla cirugía libera el nervio bloqueado.

Problemas circulatorios

Presión sanguínea elevada (hipertensión). La presión sanguínea elevada se incluye en esta sección porque por lo general se mide con un cojín alrededor del antebrazo. Por supuesto, la presión sanguínea se detecta por toda la circulación. Es muy probable que no sepa que su presión sanguínea está elevada hasta que le cause un daño considerable en el corazón y los riñones.

Se considera que su presión es sistólica (cuando es más intensa la presión del bombeo) entre diastólica (el resto de la presión), por ejemplo, 120/70. Un médico o enfermera deben revisar su presión sanguínea regularmente. Si la presión está elevada, debe volver a revisarla durante esa consulta, y debe hacerlo de nuevo en la siguiente o las siguientes cuatro semanas, dependiendo de lo elevada que esté.

Diversos lineamientos médicos indican que, en los diabéticos, la presión sanguínea debe estar bajo 140/80. Sin embargo, algunos estudios sugieren que la presión sanguínea debe estar bajo 130/80 para obtener una protección óptima en las personas diabéticas. La presión sanguínea es un factor de riesgo muy importante en el desarrollo de complicaciones de la diabetes, es fundamental que la controle lo mejor posible con un tratamiento que no lo maree.

Casi todos nos sentimos ansiosos cuando visitamos al médico y esto puede elevar la presión sanguínea. Las personas para quienes esta "hipertensión ante las batas blancas" es un problema importante, pueden medir con calma su propia presión sanguínea en casa, también se puede medir durante las 24 horas con un sencillo registrador que usted usa mientras continúa con su vida diaria (supervisión de presión sanguínea durante 24 horas). Si tiene hipertensión, debe considerar la compra de un medidor casero para tomarla. Tiene que usarse siguiendo las instrucciones con toda precisión. Las asociaciones médicas tienen listas de los dispositivos cuya precisión se ha comprobado. El tratamiento de la hipertensión comienza con la reducción del peso, el intento de relajarse, la disminución de la tensión y una dieta baja en sal. Casi siempre se requiere también de medicación.

La bendrofluacida es una pastilla soluble (diurético). Cada mañana debe ingerir 2.5 mg. No hace falta una dosis mayor. Esto le hará producir más orina. Debe evitarse en caso de una lesión grave en sus riñones o en el hígado, anormalidades en las sales (electrolitos) sanguíneas, embarazo y lactancia, y con pacientes alérgicos a la sulfonamida. La bendrofluacida se ha empleado durante muchos años y ha demostrado, en estudios pormenorizados, ser de gran ayuda y seguridad para reducir la elevación de la presión sanguínea en la diabetes.

Los inhibidores ACE (ramipril, lisinopril, enalapril, captopril y otros terminados en -pril) han demostrado, en muchos estudios, ser de gran ayuda para las personas diabéticas en la reducción de la presión sanguínea y la protección de los riñones. Las dosis varían. Casi todas son de efecto prolongado y se toman una vez al día. Estos medicamentos funcionan al bloquear la enzima (el químico) que activa el proceso que obstruye los vasos sanguíneos y eleva la presión sanguínea (angiotensión: endurecimiento de los vasos sanguíneos). Son muy eficaces para reducir la presión sanguínea y pueden aumentar el flujo sanguíneo hacia los riñones y reducir la sobrecarga del corazón. Casi todas las personas diabéticas e hipertensas las toman con regularidad.

Por lo general, los inhibidores ACE mejoran el funcionamiento del riñón y en raras ocasiones, sobre todo si las arterias de los riñones están bloqueadas, pueden provocar lesión en el riñón. Por lo tanto, es importante que se evalúen la urea, las sales (los electrolitos) sanguíneas y la creatinina antes de administrar un tratamiento con inhibidores ACE. Si tiene lesión arterial o del riñón grave, debe manejar estos medicamentos con precaución. Los inhibidores ACE no deben administrarse durante el embarazo (las mujeres en edad reproductiva que necesitan tomar inhibidores ACE, deben emplear un método anticonceptivo seguro) ni la lactancia. Los inhibidores ACE son tolerables, aunque los efectos secundarios pueden incluir mareo (por una disminución excesiva de la presión sanguínea), tos, inflamación, cansancio, dolor de cabeza, diarrea o palpitaciones.

Los bloqueadores ACE II (candesartan, valsartan y otros que terminan en -sartan) se emplean como sustitutos de los inhibidores ACE, ya que no provocan tos crónica. Han demostrado ser eficaces en los pacientes diabéticos.

Los beta bloqueadores (atenolol y otros medicamentos terminados en -olol) son el principal tratamiento para la hipertensión. El atenolol ha demostrado, en un estudio pormenorizado, ser seguro y eficaz en las personas diabéticas tipo 2. Estos medicamentos bloquean los receptores de las arterias y de cualquier otra región que provoquen una elevación en la presión sanguínea. También disminuyen el ritmo cardiaco; pueden provocar asma y deben evitarlo las personas con problemas en el pecho. Las personas con una fuerte tendencia a la disminución del ritmo cardiaco también deben evitar los beta bloqueadores, al igual que quienes tienen circulación deficiente en las piernas. Estos medicamentos provocan cansancio, dificultad para dormir, lesión en el corazón, pérdida del cabello y problemas estomacales. Si se le secan los ojos o tiene salpullido, debe consultar a su médico de inmediato.

Los bloqueadores del canal de calcio (la liberación modificada con nifedipina, felodipina y otros medicamentos que terminan en -ipina) también se utilizan para disminuir la presión sanguínea en la diabetes. Algunos estudios de menor alcance sugieren que, en general, causan problemas cardiacos, pero los dos anteriores han demostrado en estudios más amplios, ser seguros para los pacientes diabéticos. Reducen las contracciones musculares de las paredes sanguíneas, las relajan y disminuyen la presión sanguínea. No deben administrarse durante el embarazo ni la lactancia, tampoco a quienes se sujetan a condiciones cardiacas inestables. Los antagonistas del canal de calcio provocan inflamación de los tobillos, dolor de cabeza, sofoco, mareo, cansancio, palpitaciones, salpullido y complicaciones de la angina. Casi todos estos medicamentos se toman una vez al día.

El doxazosin se administra en personas diabéticas cuya presión sanguínea es difícil de controlar. Es un alfa bloqueador que funciona relajando los vasos sanguíneos. Debe evitarse durante el embarazo o la lactancia, y en quienes tienen problemas del hígado. Puede provocar mareo, dolor de cabeza, cansancio, debilidad, inflamación, síntomas nasales y náusea. Por lo general se toma por la noche, una vez al día.

Existen cientos de medicamentos para disminuir la presión sanguínea, por lo que es posible que encuentre el tratamiento que se ajuste mejor a su presión sanguínea. Las notas anteriores describen brevemente los medicamentos que se emplean con regularidad. Lea con cuidado el empaque de sus pastillas para obtener más detalles o coméntelo con su médico. Muchas personas necesitan más de un tipo de pastillas para tener un buen control de su presión sanguínea. Es importante que sepa cuánto y cuándo tomar las pastillas y que le informe a su médico sobre cualquier efecto secundario que note. También es importante tomar las pastillas, si no lo hace, no surtirán efecto. Casi todas las personas requieren llevar un tratamiento de por vida para controlar la presión sanguínea. Debe tener en cuenta que es muy peligroso suspender el tratamiento de manera súbita.

Hipotensión postural. Si tiene lesión del nervio autónomo, disminuirá su presión sanguínea al ponerse de pie. Puede provocarle mareos o desmayos.

Lesión vascular periférica. El padecimiento no se atribuye sólo a los diabéticos. Se desarrolla también en los fumadores y personas con saturación de grasa en la sangre. Si las arterias que irrigan las piernas se vuelven arterioscleróticas (se obstruyen), disminuye el flujo sanguíneo de las piernas y de los pies. Provoca dolor en las pantorrillas al caminar (claudicación intermitente, esto es cojeo esporádico). El dolor surge al subir las escaleras o una pendiente y desaparece al continuar caminando. Si el flujo sanguíneo se obstruye de modo severo, puede desarrollar una circulación lenta en los pies: se vuelven blancos si los levanta y tardan bastante en recuperar su coloración al bajarlos; terminan por adquirir un tinte rojizo y pueden comenzar a doler durante la noche, de modo que tiene que dejarlos colgando a un lado de la cama. Si tiene este tipo de molestias al descansar, debe llamar a su médico aprisa. Si la circulación se obstruye por completo, desarrollará gangrena. Los síntomas son una decoloración morada azulosa, seguida por un ennegrecimiento. Por suerte, esto sucede en raras ocasiones. De igual forma que sucede con el dolor al descansar, ésta es una emergencia médica. Comuníquese de inmediato con su médico.

Dejar de fumar es fundamental, en realidad la cirugía vascular no funciona cuando las personas continúan fumando.

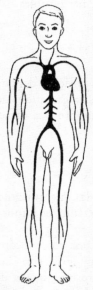

Las arterias principales.

Debe llevar una dieta baja en grasas. El ejercicio frecuente estimula el desarrollo de vasos colaterales y que mejore la claudicación intermitente, de modo que si es posible (no olvide proteger sus pies), debe realizar caminatas. Su médico examina su pulso y lo escucha con un estetoscopio que presiona ligeramente su piel. Los rayos X que registran el flujo de un tinte inyectado en la arteria de la ingle bajo anestesia local muestran el estrechamiento, el cual puede curarse expandiéndolo con un globo (angioplastía) o con una cirugía de derivación cardiaca. Las personas que toman metformina deben suspenderla antes de realizarse el estudio. Si hay un coágulo, algunas veces puede disolverse. Si desarrolla gangrena, por lo general, es imposible rescatar ese dedo o pie, y probablemente sea necesario amputarlo. Debido a que su circulación es deficiente, una amputación local no lo remedia, por lo tanto, se aconseja realizar una cirugía de amputación debajo de la rodilla. Sin embargo, los avances en las técnicas de cirugía mejoran la circulación y disminuyen el riesgo de una ampu-

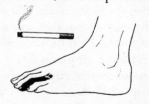

Un dedo gangrenado de un fumador con diabetes.

185

tación mayor. Con una buena recuperación, rehabilitación especializada y fisioterapia intensa aprenderá a caminar (con una prótesis si es necesario) y podrá retomar sus actividades después de algunos meses.

Problemas del pie diabético
Como se pudo observar en la descripción anterior, los pies son muy vulnerables. Estos son algunos problemas posibles:

• Uñas enterradas.
• Entumecimiento.
• Insensibilidad a las temperaturas.
• Entorpecimiento por no percibir una posición deficiente.
• Paso irregular al caminar, debido a las causas anteriores.
• Distribución irregular del peso, lo cual provoca rozaduras o callos.
• Circulación deficiente.
• Curación lenta.

Esto genera pequeñas rozaduras y heridas que quizá no detecte y que se infectan con facilidad. Por lo tanto, es importante que aprenda a revisarse los pies.

Examínelos a diario. Al sentarse, adopte una postura cómoda. Quítese los zapatos, los calcetines o medias y revise con cuidado desde la punta hasta el final de los pies, con una buena iluminación. No olvide revisar la punta de cada dedo y entre éstos. Si no puede vérselos de manera correcta o no puede acercarse lo suficiente, pídale a alguien que le ayude. Algunas veces ayuda utilizar un espejo. ¿Tiene la piel roja?, ¿alguna herida?, ¿ampollas?, ¿tiene engrosamiento de la piel en la planta o en algún otro lugar?, ¿alguna inflamación?, ¿pie de atleta? Tóquese los pies, ¿siente que los toca?, ¿están fríos?, ¿tiene algunas regiones calientes?

Lávese los pies a diario en agua tibia y séquelos con cuidado, sobre todo entre los dedos. Corte sus uñas con regularidad, tenga cuidado al cortarlas, para no dejar puntas afiladas o picos que puedan encajarse a los lados de ese mismo dedo o en los otros. Use calcetines o medias limpias a diario. Los calcetines deben ser de lana o algodón. Jamás use calcetines de nylon: provocan rozaduras y no absorben el sudor, de modo que los pies se humedecen. Asegúrese de que sus calcetines o medias sean bastante amplios para que todos los dedos se muevan con total libertad y que los calcetines no le provoquen ninguna rozadura en el tobillo. (Las mujeres jamás deben usar ligas para sostener las medias.) Los zapatos que se sienten cómodos en la zapatería no deben provocarle rozaduras o lesiones en algún otro lugar. Los zapatos de tacón alto o puntiagudos no son cómodos para los diabéticos. Tenga cuidado con las sandalias: aumentan el riesgo de lesiones pequeñas. Compre en una tienda donde los vendedores se especialicen en el ajuste correcto de los zapatos. Si trabaja en la industria de la construcción o en regiones donde existe el riesgo de dañarse los pies, utilice zapatos cómodos de protección profesional (por ejemplo, zapatos con refuerzos de acero). Solicite el consejo de un podólogo. Jamás utilice una botella de agua caliente en la cama —utilice una sábana eléctrica con termostato y apáguela antes de cubrirse con ella—. Jamás tome un baño caliente, a menos que haya revisado la temperatura con un termómetro para baño. Debe consultar a un podólogo con regularidad, es decir, al menos una vez al año, y con mayor regularidad quienes no pueden cuidarse los pies o que son propensos a "lesiones en los pies", por ejemplo, quienes tienen algunos de los problemas mencionados antes o que han sufrido úlceras o lesiones en los pies.

Si observa cualquier cambio en los pies, coméntelo con su podólogo. Cualquier herida en la piel, aun siendo pequeña, debe limpiarse, cubrirse con una cinta de baja adherencia (como la N-A) y revisarse a diario. Si sus lesiones no se curan con rapidez, comienza a supurar pus o se vuelven rojizas alrededor, necesita acudir con su médico de inmediato, ya que es probable que requiera tomar antibióticos. Si tiene dudas, consulte a su médico. El cuidado de las heridas en la diabetes requiere habilidad y experiencia. Algunos hospitales tienen enfermeras que vigilan estas heridas o clínicas especializadas. Una vez que

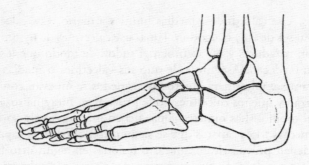

Su pie, estos complejos huesos sostienen su peso todos los días.

la herida haya sanado, despreocúpese. Esto significa que debe descansar durante algunas semanas, aunque si camina con una úlcera, es difícil que sane. Puede usar una plantilla para redistribuir el peso, aunque eso sólo lo determina un experto. Cuando descanse sus pies, súbalos a un taburete o sofá. Asegúrese de no dejar caer el peso de sus piernas en los talones, ya que podría presionar una úlcera en esa región. Apoye toda la pantorrilla (por ejemplo, sobre una colchoneta extendida) y deje que los talones cuelguen sobre la cama o el taburete.

En una persona diabética una diminuta úlcera en el pie causa problemas fuera de toda proporción a su tamaño. Provoca infecciones severas en la piel y en el tejido, infecciones en los huesos (osteomielitis), contaminación de la sangre y amputación. Revise sus pies y busque ayuda para cualquier problema, aunque sea menor.

Articulaciones de Charcot. Las articulaciones de Charcot son problemas óseos que surgen en una persona con neuropatía grave en las extremidades inferiores. Las personas con neuropatía, algunas veces ignoran las lesiones menores porque no les causan dolor. La neuropatía altera la circulación de los huesos y los debilita.

Caminar con una lesión menor provoca daños en los huesos delgados, incluso llegan a fracturarse. Las articulaciones se destruyen poco a poco, se vuelven rojizas, se inflaman y después se deforman. Si tiene neuropatía diabética en los pies y a menudo tiene problemas con alguna lesión menor, o de repente surgen lesiones en pies o tobillos, insista en tomarse unas placas de rayos X. Por lo general, el tratamiento de las articulaciones de Charcot consiste en una combinación de cirugía ortopédica y equilibrio de la diabetes.

RESUMEN

• La diabetes es un desajuste en varios sistemas.
• Afecta los principales sistemas del cuerpo.
• Entre estos efectos están problemas dérmicos, oculares, cardiacos, renales, estomacales, intestinales, la actividad sexual, los vasos y presión sanguíneos, los músculos, los nervios, los ligamentos y las articulaciones.
• Los pies y los ojos son muy vulnerables.
• Durante el tiempo que padezca diabetes, es probable que sufra lesiones en los tejidos.
• Muchas personas no sufren problemas *serios* por lesiones en los tejidos, aunque son muchas las que requieren un tratamiento para alguna de sus manifestaciones.
• Aprenda a examinar su cuerpo e informe a tiempo sobre cualquier problema.
• Asista a su revisión médica, aún cuando se sienta bien.
• Las lesiones en los tejidos del diabético se pueden prevenir, al igual que reducir mucho la probabilidad de ser afectado. El siguiente capítulo le indicará cómo.

Capítulo 13
La prevención de lesiones en los tejidos por diabetes

Todavía hay mucho por descubrir sobre las lesiones en los tejidos de un diabético, miles de personas en muchos países investigan en esta área. Sin embargo, se han identificado algunos factores como definitivos o probables, relacionados con el desarrollo y la progresión de lesiones en los tejidos en personas diabéticas. Es posible hacer algo al respecto. No debe esperar hasta que sea demasiado tarde. Cualquier lesión en los tejidos se acentúa con el paso del tiempo. Durante el tiempo que padezca diabetes, es muy probable que sufra lesiones en los tejidos. Es casi seguro que todos los diabéticos muestren alguna vez una evidencia de lesiones en los tejidos. Lo que usted hace hoy, afectará su salud y su bienestar durante los siguientes años. La elección es suya.

DEJE DE FUMAR

No existe ninguna duda sobre los dañinos efectos de fumar. En diferentes países, uno de cada cinco decesos ocurre por fumar. Los cigarrillos matan a uno de cada dos fumadores. El cigarrillo también mutila a las personas: provoca cáncer (como el de pulmón), y las personas sufren una muerte lenta y dolorosa. Bloquean las arterias, causan apoplejía, claudicación intermitente (dolor en las piernas al caminar) y gangrena que requiere amputación.

Pero si tiene diabetes, el riesgo es todavía mayor. La diabetes aumenta la probabilidad de arterosclerosis, la cual provoca trombosis coronaria y problemas circulatorios. Si también fuma, el riesgo de muerte por una trombosis coronaria se incrementa mucho; además de aumentar el riesgo de muerte o discapacidad, los cigarrillos alteran el equilibrio de la glucosa sanguínea, debido a la nicotina y otras sustancias que provocan efectos circulatorios agudos. Cuando fuma un cigarrillo, se altera la absorción de la insulina. Fumar aumenta la saturación de grasas en la sangre. También envenena a otra persona que respire el humo del cigarrillo: si su esposa no fuma, es más probable que ella muera de cáncer de pulmón que si se hubiera casado con alguien que no fuma. Lo mismo sucede con sus hijos. Si va a conservar un consejo de este libro, es éste: *las personas diabéticas no deben fumar*. Si fuma, deje de hacerlo, después de leer esto. Así mejorará su salud y la de los suyos.

BAJE DE PESO

Desnúdese y colóquese frente a un espejo. Sea absolutamente honesto con usted. ¿Está gordo? Si lo está, no sólo su gordura aumentará el riesgo de sufrir una trombosis coronaria o elevación de la presión sanguínea, también provoca que su diabetes sea difícil de manejar. Busque ayuda de un dietista para bajar de peso. Una vez que haya alcanzado el peso adecuado para su estatura, manténgalo.

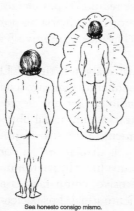

Sea honesto consigo mismo.

MANTENGA NORMAL LA CONCENTRACIÓN DE LA GLUCOSA SANGUÍNEA

Las personas con elevados niveles de glucosa sanguínea son más propensos a desarrollar retinopatía, nefropatía y neuropatía diabéticas, que quienes mantienen los niveles de glucosa normales. La elevación de la glucosa y el tiempo que dure elevada, aumentan la probabilidad de que desarrolle algún tipo de lesión en los tejidos diabéticos. Si a menudo mantiene los niveles de glucosa sanguínea por encima de 126 mg/dl antes de comer, disminuya poco a poco la glucosa sanguínea, al reducir la porción de sus alimentos (si tiene sobrepeso), aumente la cantidad de ejercicio que realiza, así como la dosis de insulina o pastillas reductoras de glucosa. Consulte los capítulos 8 y 9, y a su consejero de diabetes para obtener ayuda. No disminuya la glucosa sanguínea con brusquedad: redúzcala de manera gradual durante algunas semanas.

Existe la evidencia de que, al mantener la glucosa sanguínea cercana a un nivel normal, se reduce el riesgo de desarrollar lesiones en los tejidos y reduce el avance en las lesiones que ya existían en los tejidos. Una institución especializada en el control de la diabetes realizó un estudio intensivo de control de la glucosa comparado con el control de glucosa usual en las personas diabéticas tipo 1. El grupo sometido al tratamiento intensivo se controló con cuidado con un patrón de tratamiento de insulina y un ajuste frecuente en la dosificación para obtener un acercamiento a los niveles de glucosa sanguínea normales. Quienes llevaron el control intensivo obtuvieron un resultado de glucosa sanguínea de 155 mg/dl, comparados con los 230 mg/dl en el grupo sometido a un tratamiento convencional. Se redujo mucho el riesgo de lesiones en los tejidos en el grupo sometido al tratamiento intensivo: la retinopatía se redujo 76 por ciento, la neuropatía obvia 54 por ciento, y la proteína urinaria 54 por ciento. En quienes sufrían retinopatía, el avance disminuyó 54 por ciento.

Otra institución estudió a las personas diabéticas tipo 2. El sobrepeso de éstas se sometió a un tratamiento intensivo con metformina y obtuvo un HbAlc promedio de 7.4 por ciento, mientras que quienes se sometieron al tratamiento usual obtuvieron 8 puntos porcentuales. El tratamiento intensivo disminuyó las complicaciones relacionadas con la diabetes en 32 por ciento. Los pacientes con sulfonilurias o insulina obtuvieron un HbAlc de 7 por ciento en el grupo intensivo, comparado con 7.9 por ciento del grupo bajo su tratamiento usual. Los pacientes sometidos al tratamiento intensivo redujeron las complicaciones relacionadas con la diabetes en 12 por ciento.

Debe considerar que la disminución intensiva de la glucosa provoca el riesgo de hipoglucemia. Esto fue sobre todo obvio para la primera institución, al iniciar sus estudios, y tuvieron mucho cuidado para evitar reducir los niveles de glucosa de manera indebida.

DISMINUYA LAS GRASAS SANGUÍNEAS

Las grasas sanguíneas también se definen como lípidos, entre las que se encuentran el colesterol (casi todo el colesterol "benigno" que se produce son lipoproteínas de alta densidad o LAD, y el colesterol "maligno" son lipoproteínas de baja densidad o LBD) y triglicéridos. Si su colesterol es alto, con niveles bajos de LAD y niveles altos de LBD; o si sus triglicéridos están elevados (sobre todo con la presencia de LAD), corre el riesgo de padecer trombosis coronaria. El riesgo aumenta conforme los niveles se alejan del rango adecuado.

Colesterol total por debajo de 5 192 mg/dl
Colesterol de LAD por encima de 35 mg/dl
Colesterol de LBD por debajo de 115 mg/dl
Triglicéridos por debajo de 203 mg/dl

Los niveles de grasa sanguínea mejoran al mantener su peso normal e ingerir menos grasa. La que consuma debe ser elevada en poliinsaturadas y monosaturadas, y baja en grasas saturadas. Siga una dieta rica en fibras. Al reducir el consumo de azúcar y alcohol, se favorece la reducción del nivel de triglicéridos. Hacer ejercicio también ayuda, aunque *tiene que dejar de fumar.*

Hace poco tiempo, una institución dedicada a las afecciones cardiacas demostró que en veinte mil personas, casi todas diabéticas, las que padecían esta enfermedad tomaban simvastina, un medicamento que reduce el colesterol, disminuyeron de manera significativa el riesgo de padecer un ataque cardiaco o apoplejía. Asimismo, las personas con lesión vascular periférica disminuyeron el riesgo de amputación o cirugía arterial. Todas las personas diabéticas, sin tomar en cuenta su nivel de colesterol, deben considerar tomar un tratamiento con estatinas.

Las estatinas están diseñadas específicamente para bloquear la producción de colesterol en el cuerpo y eliminarlo de la circulación. Entre los medicamentos más frecuentemente usados están la simvastatina, la pravastatina y la atorvastatina. Deben evitarse durante el embarazo y la lactancia, así como entre quienes tienen enfermedades del hígado. En muy pocos casos provocan inflamación muscular, de manera específica en personas con enfermedad del riñón o baja actividad de la tiroides, o si se emplean combinadas con fibratos. Deben realizarse estudios del hígado antes de prescribirlas y vigilarse durante el tratamiento. Suspenda las estatinas y consulte a su médico si tiene dolor muscular. Éstas provocan cansancio, dolor de cabeza, alteración gastrointestinal y salpullido. Sin embargo, la mayoría de las personas no tiene ningún problema con las mismas. La atorvastatina disminuye el colesterol y los triglicéridos; las otras tienen un efecto ligero en los triglicéridos, a menos que se tomen en dosis elevadas.

Los fibratos son mejores para reducir los niveles de triglicéridos que los niveles del colesterol. El bezafibrato, el fenofibrato y el genfibrozil demostraron ser de gran utilidad en las personas con diabetes. De nuevo, antes de la prescripción y durante el tratamiento debe examinarse el funcionamiento del hígado. No se administre en personas con enfermedades del hígado o vesícula biliar, tampoco en mujeres embarazadas o lactando. También provocan inflamación muscular (consulte las estatinas). Tienen un mayor riesgo de provocar efectos secundarios gastrointestinales que las estatinas y puede provocar salpullido o impotencia.

Los aislantes del ácido biliar —colestiramina y colestipol— se unen a los ácidos biliares de la bilis, después se excretan en el intestino. Esto evita que después se reabsorban, por lo tanto, el cuerpo ha de producir más y esto consume colesterol. Son gránulos en un sobre que se disuelven en agua para beberlos o se esparcen en la comida. Tienden a provocar síntomas gastrointestinales.

El fibozest (fibra soluble) aumenta la fibra de la dieta y se utiliza para alcanzar una ligera reducción de las grasas sanguíneas.

Los triglicéridos marinos (aceites concentrados de pescado) se utilizan para ayudar a reducir los triglicéridos cuando otros métodos no han funcionado. Se toman en cápsulas con los alimentos.

MANTENGA NORMAL SU PRESIÓN SANGUÍNEA

La elevación de la presión sanguínea es tan peligrosa para las personas diabéticas, como la elevación de la glucosa sanguínea. Existe evidencia de que se relaciona de manera directa con el desarrollo y progresión de lesiones en los tejidos del diabético. La institución británica UKPDS estudió la disminución de la presión sanguínea en 1148 personas diabéticas tipo 2 e hipertensión con una presión sanguínea promedio de 160/94. Utilizaban captopril o atenolol para disminuir la presión sanguínea a un promedio de 144/82 en un grupo estrictamente controlado, comparado con un grupo no tan controlado (154-87). Durante ocho años de seguimiento hubo una reducción de 32 por ciento de muertes relacionadas con la diabetes, una reducción de 44 por ciento de apoplejía y una reducción de 34 por ciento en el avance de retinopatía diabética en el grupo estrictamente controlado, comparado con el grupo bajo tratamiento convencional. Otros estudios demostraron resultados similares. Asimismo, estudios de personas diabéticas con enfermedades del riñón demostraron que el deterioro de la función renal se reduce bastante en las personas que llevan un buen control de la presión sanguínea.

HAGA EJERCICIO CON REGULARIDAD

El ejercicio regular y vigoroso ayuda a reducir la posibilidad de padecer una trombosis coronaria. También mejora la sensibilidad a la insulina, le ayuda a perder peso y a reducir las grasas sanguíneas. Jamás comience un programa de ejercicio sin antes consultar a su médico. Debe hacer ejercicio al menos tres veces a la semana para observar un beneficio.

OBSERVE LO QUE LE SUCEDE Y ACTÚE

Darren trabajaba como albañil. Llevaba una vida muy ocupada. Trabajaba durante todo el día y salía cada noche con su novia. Se inyectaba insulina dos veces al día y muy de vez en cuando se realizaba la prueba de sangre. Por lo general, sus resultados eran elevados, aunque se sentía bien. Un día, mientras se cambiaba para salir, sintió algo húmedo en el calcetín. Era sangre. Cuando se revisó el pie estaba rojo por completo y tenía un hoyo bajo la piel, con pus y sangre saliendo de él. Se lavó la herida y la cubrió con una venda adhesiva, terminó de vestirse y se apresuró para irse a la fiesta. Parecía que su dedo no le molestaba demasiado y no dejó de bailar. Dos días después, comenzó a sentirse mal. Se sentía caliente, sudoroso y friolento. La glucosa estaba por encima de 396 mg/dl. Su madre llamó al médico. Cuando el médico le examinó el pie, estaba enrojecido hasta el tobillo y supuraba pus del dedo. Darren pasó las siguientes seis semanas en el hospital. Lo tuvieron que operar para drenarle la pus y aplicarle antibiótico por goteo intravenoso e insulina. Después de llegar a casa, buscó sus botas del trabajo y encontró un clavo incrustado en la suela. Sus dedos se habían entumecido por la neuropatía y no se dio cuenta de que el clavo los lastimaba.

Si Darren hubiera revisado sus pies a diario, habría detectado a tiempo los síntomas del daño para tomar medidas al respecto. Si hubiera tenido más cuidado con su glucosa sanguínea, no habría desarrollado neuropatía.

Es triste que este tipo de historia sea muy común. A diario, personas diabéticas ingresan en los hospitales con problemas que se derivan del descuido de sí mismos. Nadie espera que hagan todo a la perfección: habrá días en los que olvide hacer las cosas. Pero intente desarrollar una rutina para examinar su cuerpo y aprender a detectar cómo luce su piel y qué siente. Si algo está mal, a menudo podrá manejarlo usted mismo, aunque el equipo de cuidado para la diabetes siempre estará dispuesto a ayudarlo, y a ellos les agrada que los consulte. El objetivo no es que se vuelva hipocondriaco, sino que sea un buen observador, con sentido común para saber qué sucede en su cuerpo. Si detecta un problema, debe estar preparado para aceptar que no todo está bien, después solicite ayuda si la necesita y tome medidas al respecto.

RESUMEN

• Manténgase sano. Prevenga las lesiones en los tejidos del diabético.
• Si fuma, *absténgase*. Si no fuma, no comience a hacerlo.
• Mantenga su peso normal en relación con su estatura.
• Mantenga normal su concentración de glucosa.
• Mantenga bajas sus grasas sanguíneas.
• Mantenga normal su presión sanguínea.
• Haga ejercicio.
• Examínese usted mismo.
• Sea realista.
• Sea cuidadoso consigo mismo.

CAPÍTULO 14

Para vivir con la diabetes

UNA RUTINA DIARIA

Una vez que haya superado la sorpresa de que tiene diabetes y que haya aprendido los cuidados básicos, tiene que regresar a disfrutar su vida, aunque todos los días debe dedicarle a su diabetes un poco de atención.

Establezca una rutina diaria. Mantenga en una caja, un maletín o una bolsa todo lo que necesita para cuidar su diabetes. Las personas que llevan tratamiento de insulina deben guardarla en una caja pequeña, dentro del refrigerador (lejos del congelador).

Un botiquín para la diabetes
En casa, su botiquín debe contener:

- La libreta donde registra sus mediciones, medicamentos y una pluma.
- Su insulina, pluma o jeringas y agujas.
- Toallas humedecidas con alcohol (o metanol industrial) para limpiar el tapón del frasco de insulina.
- Un estuche para agujas (B-D Safe Clip).
- Sus pastillas.
- Los pinchadores, las bases (si las necesita) y las lancetas.
- Las tiras para las pruebas de glucosa sanguínea, un frasco y el medidor.
- Algodón (si lo necesita).
- Un contenedor para las agujas.
- Su equipo para medir la acetona de la orina (y la glucosa).
- Otra tarjeta de diabetes.

- Los números telefónicos dónde solicitar ayuda.
- Otra caja de pastillas de glucosa.
- El glucógeno (asegúrese de que alguien sepa dónde encontrarlo y cómo usarlo).

Mantenga el botiquín lejos del alcance de los niños, de hecho, déjelo bajo llave si hay niños en su casa. Si la persona diabética es un niño, asegúrese de que sus hermanos(as) no tengan acceso a estos artículos. Es importante que tenga dos artículos de cada uno como reserva, en caso de que se rompan o se extravíen (guarde los de reserva en un lugar distinto). Si utiliza un dispositivo para inyectar insulina, tenga a la mano una jeringa con aguja, por si ocurre cualquier problema. Puede extraer insulina de un cartucho, si tiene que hacerlo. Al salir de casa, debe llevar un botiquín para la diabetes que incluya:

- La libreta donde registra sus mediciones y medicamentos y una pluma.
- El equipo de insulina o las pastillas de ese día.
- El equipo para hacer las pruebas de sangre.
- Una tarjeta de diabetes.
- Los números telefónicos para solicitar ayuda.
- Una barra de cereal o galletas.

Si sale de casa con cierta regularidad, es probable que observe que es más fácil llevar una pluma de insulina y un medidor de glucosa sanguínea que los frascos de insulina, las agujas, las jeringas y el frasco de reactivos. Consulte en el capítulo 18 sugerencias acerca de los viajes prolongados.

Las pruebas y el tratamiento

Cuando ya sabe qué tipo de pruebas y cuál tratamiento requiere y cuándo aplicarlo, decida cuál es el mejor momento para adaptarlos a su rutina diaria. Casi todas las personas miden la glucosa sanguínea (o en la orina) al menos una vez al día, por lo general antes de comer o antes de dormirse, algunas veces dos horas después de su comida fuerte del día. Al principio, debe dejar pasar de cinco a diez minutos entre la prueba y la administración del tratamiento, pronto será capaz de realizar sus pruebas sanguíneas en menos de un minuto, y aplicarse una inyección de insulina con una pluma le tomará sólo un minuto. De ahora en adelante, es muy importante que dedique un poco de su tiempo a pensar si puede hacer sus revisiones y tratamiento más sencillos para usted o más eficientes de cualquier modo. ¿Dónde guarda sus artículos para la diabetes?, ¿están a la mano o puede encontrar fácilmente lo que necesita?, ¿algún otro método para aplicarse la insulina le sienta mejor?, ¿tiene problemas para realizarse las pruebas de glucosa? Estos pequeños detalles hacen que una tarea sea una molestia prolongada o un trabajo rápido.

El mantenimiento corporal

Busque el momento más conveniente de cada día (antes de irse a dormir o después de ducharse) para revisar sus pies con cuidado. Aprenda a escuchar lo que su cuerpo le dice a cada instante; detecte si tiene problemas para ver o sentir, observe si tiene problemas intestinales, renales u otros. Pero investigue de manera sensata. No se convierta en un hipocondriaco.

No se aflija con suposiciones. Muchos temores surgen con la fatiga y la soledad. Más allá de someterse a una estricta disciplina, debe ser gentil consigo mismo.

Desiderata, 1692.

Las revisiones médicas

Desde el principio, tiene que aceptar que debe realizarse revisiones de rutina con un profesional del cuidado de la salud. Es muy importante que asista a estas sesiones. Si es necesario; no vaya a trabajar; la clínica de diabetes le dará un justificante para su trabajo. Si no puede asistir, asegúrese de solicitar otra fecha dentro de algunas semanas. Al menos una vez al año tiene que:

• Consultar a un médico especialista en diabetes.

- Consultar a una enfermera especialista en diabetes.
- Consultar a un dietista.
- Consultar a un optometrista o un oftalmólogo.
- Consultar a un podólogo.

Algunas veces tendrá que consultar a estas personas con mayor frecuencia durante algunos periodos de su vida como paciente diabético, por ejemplo, si planea embarazarse.

Arthur era un decorador que trabajaba por su propia cuenta. Trabajaba muy duro. Tenía diabetes desde hacía siete años y llevaba un tratamiento con dieta especial y pastillas de glibenclamida. Comenzó a asistir a la clínica desde cuatro años atrás. Estaba muy ocupado como para pasar el tiempo en la clínica. "El tiempo es dinero", le decía a su esposa. En varias ocasiones, le recetaron pastillas y siempre decía "tengo prisa, no puedo detenerme ahora, amigo", cuando su médico le sugería hacerse una revisión. Normalmente, su médico insistía. Se preocupó cuando descubrió que Arthur tenía retinopatía en ambos ojos. Le pidió que se tomara unas muestras sanguíneas y concertó una cita en el hospital. Arthur dejó la carta de la cita del hospital detrás del reloj y la olvidó; le dieron otra, la cual fue inútil. Le informaron a su médico sobre la inasistencia y su expediente se devolvió del hospital al archivo.

Una tarde, Arthur llegó al hospital en ambulancia. Se cayó de la escalera, se pegó y se rompió una pierna en tres partes. Debido al accidente, el médico intentó revisar sus ojos y no pudo ver en el izquierdo, estaba lleno de sangre. Su nivel de glucosa sanguínea era de 306 mg/dl y su hemoglobina glucosilada estaba muy alta: 16 por ciento. Cuando Arthur recobró el conocimiento, le contó al personal del hospital lo que sucedió. Estaba mal parado sobre la escalera, durante un rato "parecía que mis pies no sentían dónde pisaban". Estaba pintando el costado de una casa cuando de repente perdió la visión del ojo izquierdo y con rapidez perdió el equilibrio. La hemorragia del vítreo desapareció y las fracturas de Arthur sanaron, pero ya no podía continuar subiéndose a las escaleras y tuvo que dejar de trabajar.

Los problemas del ojo de Arthur se podían controlar, pero era necesario que jamás hubiera tenido una hemorragia. Si hubiera seguido los consejos de su médico general y hubiera asistido a la clínica, es probable que todavía estuviera trabajando.

EL TRABAJO

La solicitud de un empleo

Las personas diabéticas pueden desempeñar casi cualquier trabajo. Excepto cuando tienen lesiones en los tejidos (si tiene estrabismo o alguna amputación), la diabetes controlada con dieta no afecta su empleo. Las personas que llevan un tratamiento con pastillas para reducir la glucosa o con inyecciones de insulina no deben integrarse a la policía, las fuerzas armadas, el servicio de bomberos, el transporte de mercancías voluminosas o de pasajeros, a menos que comprueben que no tienen ningún problema para controlar su diabetes de manera adecuada, que la glucosa esté equilibrada y que no han desarrollado lesiones en los tejidos. Si es un conductor profesional, se le recomienda controlar su diabetes con metformina si es posible. A las personas diabéticas y que se administran insulina, comúnmente no se les otorga licencias para el transporte de mercancías o de pasajeros, de vehículos del servicio postal, para conducir un taxi, trenes, aviones o trabajar en la cabina de control, para trabajar mar adentro (ya sea en el comercio marítimo o en los cruceros), trabajar como conductores o pertenecer al ejército. El riesgo, aunque sea menor, de tener hipoglucemia no le permite trabajar en las alturas (como actor de circo o limpiador de ventanas), o en un trabajo en el que una distracción pudiera ser peligrosa, para usted o para los demás (trabajar con maquinaria peligrosa, a cargo de una torre de iluminación o como guardavía).

La diabetes es una discapacidad que puede mencionar al solicitar un empleo, aunque tal vez no le convenga hacerlo, analícelo con su equipo de cuidado de la diabetes, trabajador social o clínica para la diabetes. En algunos países, las leyes impiden tratar de manera discriminatoria a una persona sólo porque tiene diabetes. Cada persona necesita confirmar las condiciones laborales en su país.

Los empleos existentes

En casi todos los casos, ninguna persona de su trabajo se dará cuenta de que tiene diabetes, a menos que usted se los comente. Si toma pastillas para reducir la glucosa o se administra inyecciones de insulina, es importante que se lo diga a las personas con quienes pasa la mayor parte del tiempo en el trabajo, para que sepan qué es lo que deben hacer. Si está a cargo de la seguridad de otras personas y controla su diabetes con insulina o pastillas de sulfonilurea, debe comentarles sobre su diabetes. También es importante que le informe a su jefe, para que pueda ausentarse por cuestiones médicas y para que pueda mantener su dieta en el trabajo sin ninguna dificultad.

Brian es un joven entusiasta de veinte años. En raras ocasiones tenía problemas para controlar su diabetes y le pareció que no había ninguna necesidad de comentarlo en su trabajo. Una mañana se despertó tarde y olvidó tomar su desayuno. Se aplicó su insulina y pensó tomar un refrigerio en la agencia de viajes donde trabaja. Surgió un imprevisto con unos clientes y lo olvidó. Rita, su gerente, lo vio tambalearse en la oficina, respiraba profundamente y hablaba entre dientes. Él trataba de decir "azúcar, denme azúcar", pero ella no le entendía. Se asustó. Por fin, un cliente llamó una ambulancia. El paramédico encontró la tarjeta de diabetes de Brian y pronto lo estabilizó con algunas pastillas de glucosa.

Cuando Brian despertó, encontró a Rita en llanto, "creí que ibas a morir", sollozó. "Sólo fue un ataque de hipoglucemia, Rita", le dijo mientras la consolaba. Cuando se calmó Rita, le contó sobre su diabetes y la hipoglucemia. La invitó a almorzar para disculparse.

Si usted es un conductor profesional, debe informar a su jefe y a la compañía aseguradora sobre su diabetes. Si ya ha laborado en otros empleos, es casi seguro que ya aparezca en una lista de diabéticos, aunque usted tiene la obligación moral y contractual de notificarlo a quien lo contrate. En muchos casos, las personas que contratan empleados le proporcionan ayuda y le permiten trabajar en un puesto más seguro. Usted puede apelar contra un despido aplicado por causas médicas, y es muy probable que gane el caso. Depende de usted demostrar que su diabetes se encuentra bajo control y que puede desempeñar sus funciones de manera responsable. Algunas instituciones proporcionan ayuda acerca de los asuntos laborales.

Algunas personas tienen problemas con los esquemas de pensiones de las compañías o con los seguros de vida. Existe una enorme variación en la actitud de las distintas compañías de seguros hacia las personas diabéticas. Si tiene problemas, busque una institución que pueda ayudarlo.

Los estudios de los registros laborales de las personas diabéticas han producido resultados diversos: una encuesta durante la década de los sesenta demostró que uno de cada dos hombres y una de cada tres mujeres con diabetes no faltaron a sus empleos durante todo un año por motivos de salud. Otra encuesta demostró que las personas diabéticas solicitan menos días por enfermedad que el resto de las personas de una empresa. Las personas a cargo de la contratación de personal, algunas veces no están bien informadas acerca de la diabetes, en casi todos los casos no tienen por qué preocuparse al contratar una persona con tal condición. Busque una institución que le ofrezca mayor información sobre contrataciones y que pueda ayudarlo si cree que lo han rechazado por discriminación.

Circunstancias laborales
Puede hacer algunos cambios pequeños para mejorar su situación laboral. Si la comida del comedor no corresponde a su dieta saludable, lleve su propia comida. Tenga a la mano algunas raciones de emergencia (galletas o barras de fibra) en su escritorio o en su lonchera, si le permiten comer en su lugar de trabajo. Busque algún lugar limpio para revisar la glucosa sanguínea o aplicarse la insulina. Si su trabajo está en una superficie irregular o tiene materiales pesados, considere usar calzado protec-

tor. Si tiene deficiencia en la circulación, debe asegurarse de que sus pies estén calientes, incluso existen reglas sobre la temperatura de las áreas de trabajo. Si usted no fuma (como debe ser con todas las personas diabéticas) pida a los demás que no fumen en su área de trabajo.

Los turnos en los trabajos

No hay ningún problema con esto para las personas que sólo llevan dieta para controlar su diabetes. Si toma pastillas para reducir la glucosa sanguínea, ingiéralas con sus alimentos. Puede ser más difícil cambiar un turno de trabajo para las personas que controlan su diabetes con insulina, de modo que evite esto, si es posible. Sin embargo, si cambian sus horarios de trabajo, usted puede ajustar su tratamiento para cubrir estas necesidades. Para casi todas las personas es más sencillo aplicarse insulina de efecto prolongado una vez al día y utilizar una pluma con insulina de efecto rápido antes de comer. No hace efecto tan rápido si después toma sus alimentos. Es importante que tome un refrigerio entre comidas y que revise a menudo la glucosa sanguínea.

OTROS ASPECTOS DE SU VIDA DIARIA

Conducir

Debe tener mucho cuidado para no arriesgar su vida o la de otras personas al conducir si la glucosa sanguínea está muy baja, o al conducir cuando su percepción visual no es la adecuada, no siente los pedales ni el volante, o tiene lesiones en los tejidos que interfieren con la conducción. Es ilegal (y egoísta) que siga conduciendo cuando ya no es un conductor confiable.

Si toma pastillas para reducir la glucosa o insulina, jamás debe conducir con el estómago vacío, ni después de cambiar su tratamiento. Revise la glucosa sanguínea antes de conducir y en intervalos de una hora durante los siguientes días. Siempre lleve glucosa, comida y una lata o recipiente con líquido sin alcohol en el auto.

En cualquier instante que sospeche que tiene hipoglucemia, oríllese o deténgase en las bahías de emergencia de inmediato pues es lo más seguro que puede hacer, apague el motor y quite las llaves de la bobina de encendido. Ingiera un poco de glucosa. Encienda las luces intermitentes. Deslícese hacia el asiento de pasajero si puede. Coma algo. No continúe su camino hasta que su nivel de glucosa se encuentre al menos en 108 mg/dl y tenga el control absoluto de sí mismo. Si tuvo un accidente debido a la hipoglucemia, será consignado por accidente de tránsito bajo la influencia de algún medicamento, por ejemplo, la insulina.

La recomendación para una persona hipoglucémica era que saliera del auto debido a que no podría recuperar el control de la situación. Sin embargo, con el tráfico que existe en la actualidad, es peligroso aconsejarle a una persona que se encuentra confundida o que no puede coordinar sus movimientos que baje del auto para estar seguro y que se tambalee entre el tráfico.

La vida social

Comer fuera de casa no es un problema para las personas diabéticas. Debe evitar los postres azucarados y cambiarlos por fruta; comúnmente es posible escoger una comida relativamente baja en grasas, sin necesidad de comerse la salsa de crema. Casi todos los restaurantes tienen filetes de res o de pescado a la parrilla, también ofrecen ensaladas. En la actualidad, en muchos restaurantes y hoteles sirven pan integral y otras opciones altas en fibra. Si lo invitan a salir a comer, vaya y disfrútelo, o bien, comente sus necesidades a su anfitrión si lo desea. Existen diferentes preferencias alimenticias religiosas, personales y médicas, por esta razón un anfitrión prudente debe preguntarle a sus invitados sobre sus necesidades específicas de alimentación. La diabetes no es una barrera de la vida social activa. En la actualidad, no es necesario beber demasiado alcohol para ser sociable. Alterne las bebidas alcohólicas con las no alcohólicas, y siempre coma algo mientras bebe alcohol, ya que éste inhibe la liberación de glucosa del hígado y puede provocarle hipoglucemia.

Los adolescentes con diabetes se molestan o se frustran si sus padres insisten en que tienen que regresar a casa para comer y administrarse insulina. Si está seguro de llevar algo para comer y sabe utilizar una pluma de insulina, no es necesario que se apresure a llegar a casa para comer y aplicársela, así su vida social se volverá más libre. Manténgase informado sobre los avances prácticos en el cuidado de la diabetes: pueden hacer su vida mucho más sencilla. Ésta es una de las ventajas de pertenecer a una asociación para diabéticos o a un grupo juvenil local para la diabetes.

Algunas personas se niegan a contarle a sus amigos acerca de su diabetes. Las personas se interesan sinceramente en su diabetes y en cómo atenderla, si desea, coméntese. Pero recuerde que sus amigos pueden sentirse intimidados por tocar el tema, ya que no están seguros si usted desea comentarlo o no.

LA VIDA CON DIABETES

Durante el siglo XX surgieron nuevas actitudes hacia la diabetes, de parte de los profesionales y de quienes la padecen. Antes de 1920, el diagnóstico de diabetes juvenil era una sentencia de muerte. Una vez descubierta la insulina, surgió una actitud de optimismo: la diabetes ya no era un problema. Joslin, un médico famoso especialista en diabetes, recomendó ser cautelosos y predijo que las lesiones en los tejidos se volverían cada vez más importantes. Para las personas que se administraban insulina, los primeros métodos del tratamiento eran dolorosos e incómodos (las jeringas de vidrio y las agujas gruesas, los métodos complejos para calcular la dosis de insulina, la dependencia de las pruebas de orina con todas sus imperfecciones). Después, con la unificación de las concentraciones de insulina, la facilidad para que cada persona revisara la glucosa sanguínea y la creación de las plumas de insulina, a los diabéticos les dijeron de nuevo que su condición ya no era un problema y que podían hacer cualquier cosa, pero a los pacientes los frustraron las restricciones de las inyecciones de insulina, las autoaplicadas y las revisiones periódicas, o no pudieron alcanzar el equilibrio de la glucosa sanguínea que prometían los libros y los especialistas, por lo que llegaban a pensar que fallaban de alguna manera. Sentían como si fuera un error no ver la vida con diabetes a través de unas gafas rosadas.

Cuando se descubrieron las pastillas para reducir la glucosa en la década de los cincuenta, las personas controlaban su diabetes con éstas, y quienes podrían controlarse llevando sólo dieta, tuvieron la impresión de que su enfermedad era benigna y que no les causaría ningún problema. Cuando escribí un artículo que decía que no existe la diabetes benigna, recibí cartas reclamatorias de las personas que tomaban pastillas para controlar su diabetes. Casi todas ellas todavía tienen dificultad para aceptar que los problemas en pies u ojos se deben a la diabetes. Otros se sintieron engañados, si ésta es una condición benigna, ¿por qué tienen complicaciones ahora? En la actualidad, casi todas las personas diabéticas que no se controlan con insulina desean tener el mismo acceso a la supervisión de la glucosa sanguínea y el cuidado de la salud que tienen las personas bajo tratamiento de insulina, aunque se niegan a hacerlo auxiliados por un profesional en el cuidado de la salud, sobre todo en un mundo muy consciente de las consideraciones económicas.

En la actualidad, se pierde el equilibrio entre la realidad de la necesidad de dedicarle tiempo y esfuerzo al cuidado de la diabetes y el riesgo de lesiones en los tejidos, y la posibilidad, en casi todos los casos, de hacer lo que desee con su vida y disfrutarse a sí mismo al máximo. Ha habido presidentes con diabetes y muchos deportistas, directores de empresas, cantantes, artistas, músicos, albañiles, profesores, médicos y enfermeras diabéticas; la lista es infinita.

Cuando comencé a escribir libros para personas diabéticas, no se consideraba "correcto" hablar sobre las lesiones en los tejidos de manera detallada. "Pero dejar de hacerlo me parece un insulto a la inteligencia de mis lectores y quitarles la oportunidad de trabajar para reducir el riesgo de que la diabetes les cause problemas a largo plazo. El lado negativo de darles información detallada es que puede provocarles ansiedad. Sin embargo, ese poco de ansiedad es lo que los obliga a seguir las reglas para mantenerse sanos: me gusta comer, aunque dejé de hacerlo en exceso todos los días, porque me preocupa "engordar y lucir horrible, y porque puedo morir por un ataque cardiaco". No me preocupo tanto como para morir de hambre, sólo jalo un poco las riendas de mi apetito. Por otro lado, debido a que mi abuelo fumaba y murió de cáncer de pulmón, tengo tanto miedo de tener cáncer que jamás he fumado. Ésa es una ansiedad útil. No obstante, preocuparse demasiado puede ser dañino.

Delia tiene 30 años y durante 15 ha tenido diabetes. Siempre se ha preocupado por todo, aunque en los últimos años ha estado tan asustada de tener una lesión en el riñón, que se revisa la glucosa sanguínea seis o más veces al día y siempre cambia su dosis de insulina, además deja de comer para reducir la glucosa. A menudo tiene hipoglucemia porque trata de mantener la glucosa en 72 mg/dl todo el tiempo. Tuvo un accidente automovilístico cuando experimentó la hipoglucemia y perdió su licencia para conducir. Esto significa que está atrapada en la ciudad donde vive, porque casi no hay transporte público. Poco a poco, dejó de salir. Perdió una de sus citas en la clínica de diabetes y la enfermera fue a verla a su casa para saber cómo estaba. Al principio, Delia negó que tenía un problema, pero terminó por contarle a la enfermera todos sus temores. Aceptó ir a la clínica, donde se le realizaron estudios minuciosos para asegurarse de que sus riñones funcionaban correctamente. Le sugirieron que asistiera a algunas sesiones con un psicólogo. Estaba asustada, "todos creen que estoy loca", gritó. Pero una vez que comprendió que esas sesiones le ayudarían a entender un poco más sobre ella misma y su diabetes, aceptó. El equipo de cuidado de la diabetes la ayudó a reducir su hipoglucemia comiendo con regularidad y aplicando cambios adecuados en la insulina. Consultó al psicólogo a menudo. Ahora, cuatro años después, sus niveles de glucosa sanguínea son normales la mayor parte del tiempo, obtuvo de nuevo su licencia para conducir y trabaja medio turno. Algunas veces todavía se preocupa, pero es capaz de controlarse y no permite que la ansiedad regrese.

Norman tiene 20 años y también ha padecido de diabetes durante 15 años. Su tía era diabética y llevaba tratamiento con insulina. Solía visitarla desde que era niño. Estaba ciega y caminaba con un bastón. Siempre caminaba con el bastón, un día se cayó sobre su pierna y se dio cuenta de que era artificial. A pesar de que el equipo en el cuidado de la diabetes le enseñó a prevenir las lesiones en los tejidos, sus impresiones de la niñez eran tan fuertes que siempre relacionaba la diabetes con la ceguera inevitable y la amputación. Pensó que si ése era su futuro, prefería mejor no saber. Tendría una vida corta y feliz. Dejó de asistir a su clínica, jamás revisó la glucosa sanguínea y se aplicaba un poco de insulina una vez al día. Como resultado, tuvo algunos episodios de cetoacidosis. Durante uno de ellos casi muere. Usualmente, salía del hospital tan pronto como se sentía lo bastante bien para caminar. En una ocasión salió corriendo del edificio, cuando le dijeron que era urgente que asistiera a una clínica de los ojos para controlar su retinopatía. Rechazó todas las sugerencias de ayuda. Se cambió de casa y se perdió su rastro. El equipo de cuidado de la diabetes creyó que había muerto porque no pudieron ayudarlo. En esta ocasión, el psicólogo atendió al personal para que aceptaran que no pudieron ayudarlo. Tuvieron que aprender a no ser tan duros consigo mismos.

Cada clínica de diabetes tiene dos o tres Delias y algunos Normans (he mezclado las historias para proteger identidades). Las personas con diabetes no resultan afectadas de sus sentimientos tan drásticamente. Cuento estas historias para demostrar que las sensaciones sobre la diabetes pueden confundir a las personas. La ayuda está disponible. No todos requieren de un psicólogo y no todos los equipos de cuidado de la diabetes son tan afortunados para trabajar con uno. El primer paso es buscar una persona que comprenda nuestra diabetes y que comparta sus inquietudes. Si sus preocupaciones son bastante grandes que lo abruman, con ayuda profesional puede superarlo; no tema aceptar ante sí mismo y ante su equipo de cuidado de la diabetes que le puede servir un poco de ayuda. Todos necesitamos ayuda alguna vez. Todos somos humanos y nadie es perfecto.

Dos canadienses, Heather Maclean y Barbara Oram, recopilaron comentarios de algunas personas diabéticas y los expusieron en un libro titulado *Living with Diabetes*. Nadie habló de su diabetes como una experiencia negativa.

Lydia: "Tengo una sensación de paz con mi diabetes. Siento una especie de alegría. Creo que ha aumentado mi confianza en mí misma. Siento que puedo hacer cualquier cosa que desee. Me siento contenta porque ya no tengo que preocuparme por mi diabetes, ahora es una parte de mi vida".

Tim: "Puedo decir que la diabetes me ha hecho mejorar como persona. Es extraño. Creo que me contradigo al decirlo, porque odio la diabetes, aunque la enfermedad me ha hecho una persona más fuerte... Desde que tengo diabetes, las cosas han sido mejores para mí. La diabetes ha hecho muchas cosas por mí. Solía avergonzarme de ello, pero ya no. Tengo más confianza en mí mismo. Me ha fortalecido".

Sarah: "Me he vuelto más organizada como resultado de mi diabetes, porque debo serlo, no sólo debo ser ordenada para encargarme de mi diabetes, también con todo lo que me rodea. Hay cosas específicas que debo hacer el resto de mi vida. Suelo prevenir las cosas más que otras personas, porque no me agrada estar en medio de una situación que no puedo controlar. De algún modo, cuando reflexiono sobre mi vida, hay situaciones positivas que me equilibran —como la organización, las dietas—, tienes un aliciente adicional por comer bien; un reajuste en tu propio cuerpo. Así que no crea que todo es negativo... Si tuviera la oportunidad de cambiar algo en mi vida, sólo una cosa, puedo decirle que no desperdiciaría esa opción con la diabetes. Jamás lo he dicho antes, pero lo hago ahora, estoy por completo convencida de ello".

RESUMEN

- Establezca una rutina diaria para cuidar su diabetes.
- Mantenga su botiquín para la diabetes ordenado y en un lugar seguro.

• Simplifique las cosas para usted mismo; ajuste su tratamiento y su vigilancia a sus necesidades personales.
• Aproveche los avances novedosos.
• Asista a una consulta médica con regularidad.
• Las personas con diabetes pueden desempeñar muchos trabajos.
• Informe a sus colegas más cercanos sobre su diabetes.
• Informe a su jefe si la diabetes puede afectar su seguridad o la de otras personas. De cualquier manera, es mejor que lo mantenga al tanto.
• Su licencia debe mencionar que tiene diabetes. Evite la hipoglucemia, sobre todo mientras conduce.
• No reprima sus sentimientos sobre la diabetes. Compártalos con personas que puedan entenderlo. Acepte ayuda si la necesita.
• La diabetes tiene algunos aspectos positivos.

CAPÍTULO 15
El equipo de cuidado
y atención de la diabetes

Cada clínica, hospital o servicio para el cuidado de la salud tiene un método particular de cuidado. Conocer cómo puede ayudarle a aprovechar por completo las opciones útiles para usted. También le sirve comprender por qué las cosas suceden de cierta manera y le permite hacer algunas sugerencias para mejorarlas, si es necesario.

La diabetes es una condición común que requiere cuidado a largo plazo. Esto significa que el servicio para la diabetes en un hospital puede atender de mil a cuatro mil pacientes, dependiendo del área de atención y la disponibilidad que tengan otras clínicas. Un médico general puede atender de diez a cien pacientes diabéticos, dependiendo del tamaño de su lista de espera o si está a cargo del cuidado de los pacientes con diabetes de sus colegas, por ejemplo. El tamaño potencial de las clínicas para diabéticos significa que deben tener una buena organización con la participación de muchas personas.

EL EQUIPO DE CUIDADO DE LA DIABETES

Hoy en día las personas con diabetes reciben atención de un equipo de personas con habilidades específicas. Los distintos servicios de atención de dicho padecimiento cuentan con equipos diferentes, aunque la mayoría tiene un médico con capacitación especial en diabetes, una enfermera especialista en diabetes, un dietista y un podólogo. Algunos equipos más completos cuentan con personas especialistas en psicología, oftalmólogos, cuidado de las heridas, entre otras. Algunos integrantes pasan todo su tiempo trabajando con personas diabéticas, algunos otros tienen responsabilidades adicionales.

El integrante más importante del equipo

El integrante más importante del equipo es usted. La visión tradicional del cuidado de la salud es que el paciente busca la ayuda de su médico, quien determina qué está mal y le proporciona un tratamiento. "Tengo molestia en la garganta, doctor." "Usted tiene amigdalitis. Tómese una de estas pastillas cuatro veces al día, durante una semana." Este enfoque es eficaz y adecuado para casi todas las condiciones, aunque la diabetes es una condición en la que usted, quien la padece, tiene una total influencia sobre su propia recuperación. Al ingerir alimentos saludables, ejercitarse, revisar con regularidad su condición y ajustar su tratamiento conforme a sus niveles de glucosa sanguínea, puede mantenerse perfectamente bien. Vive con su diabetes todo el tiempo, de modo que *usted* es la persona mejor informada en todo el mundo acerca de *su* diabetes. Usted es el integrante más importante del equipo.

Los médicos

En la actualidad, ningún médico que aspire a tener un puesto en un hospital como especialista puede acreditarse en diabetes sin una capacitación rigurosa. Esto sucede en un hospital y, por lo general, como residente se requieren tres años de especialización en diferentes aspectos de la medicina general y cinco años para tener la especialidad en medicina general y en diabetes. Pueden pasar varios años realizando investigación sobre diabetes. Todos los nombramientos debe realizarlos una institución médica acreditada e incluir un extenso conocimiento sobre la medicina general y todos los aspectos del cuidado de la diabetes, tanto en los pacientes hospitalizados, como en los externos. Además de su especialidad, también es un médico (todas las personas que estudian medicina general son médicos y se les llama "doctor", no "señor") quien, si se ha especializado en diabetes, algunas veces se le conoce como diabetólogo. Casi todos estos especialistas también practican la medicina general. Quienes cursan una carrera académica en medicina, siguen un patrón similar al principio, pero realizan más investigación. Algunos hospitales que cuentan con facultad de medicina, tienen profesores diabetólogos, profesores especialistas o de nivel profesional.

No todos los hospitales ostentan un médico especialista en diabetes. Los médicos generales tienen un poco de experiencia en el cuidado de la diabetes y algunas veces las clínicas para la diabetes sólo cuentan con un médico general.

Los residentes se someten a una extensa capacitación sobre distintas especialidades en un nivel profesional, luego realizan prácticas como pasantes y después se desempeñan como practicantes especializados. Algunos médicos generales realizan prácticas como asistentes en medicina y otros como especialistas en diabetes. Otros trabajan en hospitales o clínicas de atención a la diabetes como asistentes clínicos de los especialistas en diabetes. Existen cursos sobre el cuidado de la diabetes para los médicos del hospital y los residentes. Igualmente hay organizaciones profesionales especializadas en diabetes que ofrecen excelentes oportunidades de actualización y repaso entre colegas. Todas las personas diabéticas tienen derecho a consultar un médico especialista en esta enfermedad.

Las enfermeras

Uno de los mayores avances en el cuidado de esta afección es el aumento del número de enfermeras con capacitación especializada en diabetes. Una enfermera de éstas (o asistente especializada en lo mismo) por lo general asiste a cursos sobre el cuidado de la enfermedad y pasa la mayor parte de su tiempo cuidando a este tipo de pacientes. Con frecuencia reciben capacitación especial en enseñanza, porque representan para usted la principal fuente de conocimientos sobre diabetes. Por supuesto que conocen todas las técnicas para realizar las pruebas de glucosa sanguínea, aplicar las inyecciones de insulina y tienen la capacidad para aconsejarle sobre el ajuste de su tratamiento.

Estas enfermeras usualmente trabajan en coordinación con un médico especialista. Casi todas ellas atienden al diabético en el hospital, la clínica, el consultorio o en casa. Le proporcionan un número de emergencia donde puede localizarlas para consulta.

Ahora es poco común que se admitan personas en el hospital para que comiencen a recibir sus terapias de insulina. La enfermera especializada en diabetes puede visitarlo en su casa para enseñarle cómo debe manejar la insulina.

Muchas enfermeras practicantes asisten a cursos de capacitación en el cuidado de la diabetes para apoyar al médico especialista. Las enfermeras de una comunidad también reciben capacitación en diabetes, por ejemplo, las enfermeras de un hospital regional.

El dietista

Alimentarse sanamente es la base del tratamiento de la diabetes. Los dietistas poseen una capacitación detallada en nutrición y sus efectos en el cuerpo. Ellos le ayudarán a valorar su patrón habitual de alimentación y lo adaptarán a una dieta saludable. El dietista no sólo le aconseja sobre los tipos de alimentos que puede comer, también lo orienta sobre el mejor modo de cocinarlos. Si tiene dudas sobre algunos alimentos o su almacenamiento, él puede ayudarlo.

El quiropedista o podólogo

Un podólogo cuenta con capacitación sobre el mantenimiento adecuado de los pies, también sabe cómo revisarlos y controlar cualquier problema que surja. Mide la sensación de sus pies y revisa la circulación. Tiene la capacidad de desarrollar cualquier procedimiento quirúrgico menor, si es necesario. El podólogo le aconsejará sobre su calzado (si corre o practica algún deporte, no olvide preguntarle sobre su calzado deportivo). Algunos podólogos revisan su par de zapatos cuando lo examinan, de esta manera observan la forma en que camina por el desgaste que tienen. En algunas zonas, los diabéticos tienen acceso preferente al podólogo.

La enfermera especializada en cuidado de heridas

Hoy, algunos equipos de cuidado de la diabetes tienen una enfermera que atiende las heridas. Es dueña de una capacitación especializada acerca de las causas, la revisión de úlceras y otras condiciones de la piel y su tratamiento. Algunos diabéticos tienen úlceras en los pies o en las piernas, y es importante que consulten regularmente a una enfermera especializada en el cuidado de las heridas. Existe una relación entre el papel de ella, que atiende las heridas, y el podólogo, quien también puede controlar las úlceras de los pies, si es necesario.

El oftalmólogo, optometrista u óptico oftálmico

Algunos equipos trabajan con médicos especialistas en problemas oculares (oftalmólogos). En ocasiones, un optometrista u óptico oftálmico se integra al grupo. No son médicos, pero cuentan con capacitación para examinar la vista y el estado de los ojos con una lámpara especial llamada oftalmoscopio, o también pueden fotografiarlos. En algunos países, los diabéticos tienen derecho a recibir una consulta gratuita de un optometrista u óptico oftálmico, una vez al año.

El psicólogo

Algunos equipos de cuidado de la diabetes mantienen un frecuente contacto con una clínica psiquiátrica. Ciertos pacientes diabéticos tienen dificultades para entender los términos de su condición; otros tienen dificultades psicológicas anteriores que complican el cuidado de su mal. Muchas personas tienen alteraciones temporales en su vida con diabetes. Si los problemas interfieren con su vida personal, asistir a sesiones con un psicólogo será muy útil.

Un psicólogo es una persona que estudia y controla las variaciones del funcionamiento normal de la mente humana y la forma en que se comportan las personas (un psiquiatra es un médico que controla las anormalidades o enfermedades de la mente).

EL SERVICIO DE ATENCIÓN A LA DIABETES

Esto incluye el cuidado que ofrece su médico general y la enfermera (a través de los recursos del laboratorio del hospital, la atención del podólogo y del dietista), o el servicio que recibe del personal del hospital. Por lo general incluye el trabajo conjunto de todas estas personas.

Este es un ejemplo del servicio que recibió un paciente:

John tiene 73 años. El año pasado acudió con su médico general porque tenía sed y producía demasiada orina. La doctora Jones revisó la glucosa sanguínea y le descubrió diabetes. La envió a su consultorio en la clínica para la diabetes, y con la ayuda de un dietista que asistía una vez al mes y la pasante de enfermera, la diabetes de John se mantuvo controlada durante un año. La doctora Jones también le consiguió consultas regulares con el podólogo en la clínica de la comunidad. En una ocasión, el éste se dio cuenta de que John tenía una rozadura en su dedo y llamó al especialista en diabetes del hospital. Le sugirió que John fuera a la clínica para la diabetes del hospital ese mismo día.

La lista de espera de la clínica está llena, pero cualquier persona con un problema urgente siempre es atendida. La recepcionista esperaba a John y el archivista hizo un nuevo expediente para él. El podólogo también trabajaba ahí, así que llevó a John con el especialista en diabetes, el doctor Smith. Examinaron juntos el pie de John con minuciosidad; tenía una infección fuerte que se extendía en el pie. Eran evidentes las lesiones en los tejidos y la deficiencia en la circulación. El especialista le explicó a John que necesitaba recibir tratamiento de emergencia en el hospital, incluyendo la administración de antibióticos vía intravenosa y una revisión más detallada del pie.

John ingresó al hospital ese día y fue interrogado y examinado con gran cuidado por el jefe del área del doctor Smith, después por el médico interno. Le tomaron placas de rayos X, después limpiaron, lavaron y cubrieron su pie. Le realizaron estudios sanguíneos y otras investigaciones para revisar su salud en general. La glucosa sanguínea estaba muy elevada por la infección, así que le administraron tratamiento con insulina y antibióticos. Esa tarde, el especialista vascular fue a verlo para examinarle la circulación y solicitó estudios de rayos X en las arterias de sus piernas. Se realizaron al día siguiente y descubrieron que tenía una arteria estrecha, misma que corrigieron con un procedimiento llamado angioplastía. La circulación de su pie mejoró y la infección desapareció poco a poco.

Mientras estuvo en el hospital, John fue atendido por una enfermera especialista en diabetes, recibió consulta del dietista, así como fisioterapia para mantener fuertes sus músculos mientras se recuperaba del pie. La enfermera a cargo del cuidado de las heridas les enseñó a las enfermeras a cubrir el pie. John conoció al equipo médico completo: el doctor Smith, el jefe del área, el supervisor y el médico interno, porque lo vieron a menudo.

Tres semanas después su pie estaba mejor y John pudo ir a casa. El supervisor del doctor Smith llamó a la doctora Jones para explicarle lo que sucedió y en qué consistía su tratamiento. También le dio a John una carta para la Dra. Jones. John volvió a tomar sus pastillas y la enfermera especialista en diabetes lo visitaba en su casa para asegurarse de que la glucosa sanguínea se mantuviera equilibrada. Él consultaba a la enfermera a cargo del cuidado de las heridas una vez a la semana para cubrir la úlcera de su pie, ella lo puso en contacto con una enfermera del distrito, quien lo revisaba a diario. La doctora Jones examinaba el progreso del paciente con regularidad. Un mes después de su salida del hospital, John fue con el doctor Smith y el especialista vascular en la clínica de pacientes externos. La úlcera en el pie del enfermo estaba curada, por lo que su pie regresó a la normalidad. El podólogo le recetó zapatos especiales para tales extremidades y John se dio cuenta de que eran muy cómodos.

Ahora la doctora Jones ve a su paciente en el consultorio de la clínica para la diabetes bimestralmente, aunque comparte su cuidado con el doctor Smith en el hospital. Otros integrantes del equipo de cuidado de la diabetes lo ven en algunas ocasiones. Para asegurarse de que no haya ninguna confusión, John lleva una libreta para que todos los profesionales que cuidan su salud apunten sus comentarios. La muestra a cada uno de ellos cuando los ve y observa con cuidado su progreso.

Utilización de su servicio de cuidado de la diabetes

Los puntos importantes para este servicio son:

- El nombre y número telefónico de su médico (para llamarlo durante el día o en alguna emergencia).
- El horario de su médico (y el de su recepcionista o secretaria).
- El nombre y número telefónico de su enfermera especialista en diabetes (para llamarla durante el día o en caso de emergencia).
- El número de registro hospitalario suyo (puede ser el de su cédula personal o la del hospital).
- El nombre de su clínica para la diabetes, así como los horarios y los días que dan servicio (tal vez no sea semanal).
- Los criterios para asignar citas (y las disposiciones para casos de emergencia).

El conmutador de los hospitales y clínicas puede estar saturado. Asegúrese de marcar el número correcto y espere sin apresurarse. Ellos responderán. Jamás debe molestarse con las operadoras telefónicas o recepcionistas. Sea cortés pero firme. Si necesita ayuda, insista para obtenerla. (Pero si se siente mal de verdad, llame a su médico general para que vaya a su casa o marque el número de emergencia de su localidad.) Averigüe si hay un número telefónico directo, en lugar de llamar al conmutador, es mucho más rápido. Recuerde que la operadora necesita saber con exactitud qué desea. También debe tener a la mano el número del hospital y el nombre del especialista: prácticamente cualquier departamento se lo pedirá. Necesita el nombre de su médico general y el número del pasante cuando llame a la clínica; un extenso número de pasantes atienden a miles de pacientes.

Cuando realice el contacto, mencione el nombre y número de registro de su médico. No se altere si no le solicitan todos los detalles. No es que no les importe, es sólo que todos los profesionistas del cuidado de la salud están muy ocupados. Por ejemplo, yo atiendo de sesenta a cien pacientes en una semana. La enfermera o médico necesitan saber quién es usted y recordar en dónde lo atienden y para qué, también requieren un breve resumen del motivo de su llamada; por ejemplo: "Hola, enfermera Brown, le llama la señora Plunkett de Wimbledon. Fui a la clínica para la diabetes. La vi hace tres semanas, cuando asistí a mi revisión de rutina y todo salió bien. Pero ahora mi azúcar está elevada, a pesar de que aumenté la dosis de insulina. Tomo mixtard dos veces al día. No me siento mal, ¿qué debo hacer?"

"Hola, Sra. Plunkett. Recuerdo haberla visto, acababa de regresar de Mallorca, ¿no es así? Pasaré a verla de regreso a casa y revisaremos juntas sus niveles de glucosa."

Otra cuestión práctica es asegurarse de que todos sus datos del registro del hospital y de su clínica sean correctos. Si su nombre o dirección están equivocados, es probable que surja una confusión peligrosa o jamás reciba los avisos de sus citas. Asegúrese que la computadora tenga la información correcta. Casi todos los hospitales utilizan etiquetas adhesivas en los documentos de sangre y otro tipo de identificación. Si cambia de domicilio o detecta un error, pídale al personal comprobar que todos los datos de sus registros estén correctos.

Ayude a su médico

"¿Cómo está su diabetes, señora Green?" "Bien, se eleva y disminuye un poco". "¿Quiere decir que sus niveles de azúcar se elevan y disminuyen? "Sí, y no sé por qué". "Me permite su registro diario de diabetes". "Lo siento, lo olvidé en casa". Bien, ¿puede recordar algunos valores de su azúcar?" "Oh, suben y bajan, ya sabe...". "¿Modificó sus dosis de insulina?" "No, no estoy segura de haberlo hecho". "Bien, ¿qué insulina se aplica?" "No lo sé". "¿No sabe el nombre?" "No, está en el frasco..".

Este tipo de conversación es frecuente. El médico de la señora Green hace su mejor esfuerzo para ayudarla, pero es imposible sin tener información más específica. Por favor colabore con los profesionistas en el cuidado de la salud para que le ayuden.

RESUMEN

Para obtener lo mejor de estos profesionistas, quienes le ayudarán a cuidar su diabetes:

• Identifique quiénes son, qué hacen y cómo comunicarse con ellos.
• Infórmese sobre el servicio de atención a la diabetes con el que cuenta en su localidad.
• Asegúrese de que la información de registro sea correcta.
• Si necesita ayuda, sea cortés pero firme; asegúrese de que el personal sepa quién es usted y qué problema tiene.
• Ayude al equipo de cuidado de la diabetes a ayudarlo.

CAPÍTULO 16

El embarazo

Las mujeres diabéticas pueden embarazarse y tener bebés saludables. Sin embargo, deben tener un poco más de cuidados que el resto, incluso antes de embarazarse. Comience a planificar desde ahora.

PLANIFIQUE SU EMBARAZO

Si tiene diabetes, conviene que esté segura de embarazarse sólo cuando usted y su pareja deseen tener familia. Esto se debe, en parte, a que un embarazo insospechado altera el equilibrio de la glucosa sanguínea; los bebés necesitan un ambiente perfecto para desarrollarse y crecer en el vientre. Esto significa que los químicos corporales en los que se encuentra el bebé deben estar dentro del límite normal. Debe mantener la glucosa sanguínea equilibrada desde el momento de la concepción, ya que existe el riesgo de que el desarrollo del bebé sea irregular, diferente o que presente malformaciones.

¿Cómo puede saber en qué momento concibe a su bebé? Casi todas las mujeres no se dan cuenta de que están embarazadas sino hasta que se suspende su periodo, y para entonces el bebé ha crecido en la matriz durante algunas semanas. Para asegurarse de que el bebé tenga el mejor comienzo de su vida, decida junto con su pareja cuándo desean concebirlo, hasta entonces debe utilizar métodos anticonceptivos y continuar trabajando en el equilibrio de la glucosa sanguínea. Cuando lo logre, suspéndalos. Tome pastillas de ácido fólico.

Las instituciones especializadas en diabetes ofrecen toda la información necesaria sobre la diabetes y el embarazo. Solicítela de inmediato.

Los anticonceptivos

Tan pronto como una niña tiene su primer periodo, es capaz de engendrar un niño. Esto significa que las madres de las niñas con diabetes deben asegurarse de que sus hijas comprenden por completo la responsabilidad de sus vidas. Solicite apoyo a su enfermera del cuidado de la diabetes o a su médico, si tiene dificultades para hablar sobre temas sexuales. Tan pronto como una mujer comienza a tener relaciones sexuales, debe utilizar anticonceptivos cada vez que lo haga, excepto cuando desee embarazarse. Debido a que tiene la capacidad de engendrar durante treinta años o más, debe optar por un método que no exponga su cuerpo a ningún riesgo, tampoco debe alterar el control de su diabetes. Los métodos más sencillos son los bloqueadores de los espermas o espermicidas. Sin embargo, es importante que cada pareja utilice los métodos que se ajusten a ellos y que sigan las instrucciones con exactitud. Los métodos de bloqueo son eficaces sólo cuando se usan en forma correcta. Las pastillas anticonceptivas sólo funcionan al administrarse con precisión, siguiendo las instrucciones. El método del ritmo no es recomendable y no funciona en las mujeres con diabetes.

Los condones

Los condones (o preservativos) deben utilizarse con un recubrimiento espermicida (en crema o en espuma). No alteran su diabetes y puede usarlos fácilmente en cualquier momento. También la protegen a usted y a su pareja de las enfermedades de transmisión sexual (como el sida y la gonorrea). Si tiene salpullido o alguna otra infección menor por hongos, puede transmitirla en una relación, una persona puede tener infección, aunque no haya tenido relaciones sexuales. El uso del condón también disminuye el riesgo de cáncer cérvico-uterino. Otra ventaja es que están disponibles en cualquier tienda y son fáciles de transportar. Son menos confiables que los anticonceptivos orales, aunque la diferencia es menor cuando se utilizan de manera adecuada junto con un espermicida.

Los diafragmas

Los diafragmas se ajustan de manera individual a su vagina y debe aprender a utilizarlos. Tiene que aplicarse crema espermicida con este método. Una vez que se coloca en el cuello del útero, debe dejarlo ahí (aunque necesita aplicar más espermicida si tiene más de una relación). Tiene que quitárselo y lavarlo después de 6-8 horas de haber tenido relaciones, algunas mujeres a menudo tienen infecciones en las vías urinarias y en la vagina cuando utilizan el diafragma. El diafragma protege el cuello del útero de los espermas, pero usted y su pareja no están protegidos de cualquier infección.

El dispositivo intrauterino (DIU)

El dispositivo, o espiral, puede aplicarse en mujeres diabéticas, pero existe un riesgo menor de tener una infección pélvica, lo cual, en raras ocasiones, provoca esterilidad. El dispositivo de progesterona de larga duración (mirena) es cada vez más popular.

Las pastillas de progestógena

También conocidas como "minipastillas", son una opción de anticonceptivos orales para las mujeres diabéticas que desean tomar la píldora. Se corre un mínimo riesgo de alterar la glucosa sanguínea o el equilibrio de la grasa sanguínea. Debe tomarlas de manera continua (no se suspendan durante la cuarta semana del ciclo menstrual): tome su pastilla y su insulina a diario. Las pastillas de progestógena suspenden temporalmente los periodos o provocan sangrados irregulares. Son un poco menos eficaces que las píldoras combinadas.

**Las pastillas anticonceptivas orales
combinadas con dosis bajas de estrógenos**

Pueden administrarse en mujeres diabéticas poco informadas sobre el método de barrera o quienes no desean utilizarlo. Se corre el riesgo de generar coágulos, elevar la presión, causar problemas cardiacos, infartos, o complicar el equilibrio de la glucosa y grasas sanguíneas en cualquier mujer, los efectos secundarios se acentúan en las mujeres diabéticas, sobre todo si fuma o si tiene sobrepeso. Los anticonceptivos orales son el método más eficaz para evitar el embarazo.

Los anticonceptivos de emergencia

Los anticonceptivos orales, específicamente los combinados, se pueden administrar 72 horas después de haber tenido relaciones sexuales sin protección. Consulte a su médico, clínica de planeación familiar o farmacólogo de inmediato si se rompió el condón o surgió algún problema con su anticonceptivo usual, o si tuvo relaciones sin protección y no desea embarazarse.

La esterilización

Es un método irreversible, pero es una opción para las mujeres o los hombres que ya tienen una familia completa. En algunos casos, a las mujeres que tienen lesiones muy graves en los tejidos, se les sugiere la esterilización, ya que un embarazo las pondría en una situación muy riesgosa.

¿Deseamos tener un bebé?

La decisión de tener una familia debe tomarse con cuidado cuando uno de los padres tiene diabetes. Es muy probable que sus hijos la hereden, a diferencia de los hijos de una pareja no diabética. El riesgo de que tal enfermedad se desarrolle en sus hijos es difícil de calcular con precisión, depende de su país de origen, el lugar donde viva actualmente, la tendencia familiar y muchos otros factores.

Aproximadamente el 0.4 por ciento de la población tiene diabetes que requiere tratamiento de insulina. Si ambos padres tienen este tipo de diabetes, existe 30 por ciento de probabilidad de que sus hijos la tengan; si el padre es diabético, el riesgo es de 9 por ciento; y si es madre, corre el riesgo de 1 por ciento. Un 3 por ciento de la población tiene diabetes que no requiere tratamiento de insulina. Si ambos padres son diabéticos, existe 75 por ciento de probabilidad de que sus hijos la desarrollen. Si uno de los padres tiene diabetes, existe el 15 por ciento de probabilidad de que sus descendientes la hereden. La tendencia a padecerla aumenta cada vez y estas cifras se modifican.

Aunque casi todas las personas con diabetes que planean tener familia no tienen lesiones importantes en los tejidos, o si las tiene —sobre todo si es la mujer quien sufre las complicaciones con su diabetes— es necesario que considere si está lo bastante sana para continuar con el embarazo y engendrar al bebé. El embarazo empeora las complicaciones de este padecimiento, sobre todo las enfermedades de los ojos y del riñón. Coméntelo con su médico. Las complicaciones no son un obstáculo para el embarazo, pero es necesario que solicite la opinión de un especialista y que se someta a una rigurosa supervisión.

¿Cuál es el nivel de glucosa sanguínea que debo mantener?

Varía la sugerencia. Intente alcanzar los niveles de glucosa de una persona sin diabetes durante el embarazo (la química corporal cambia en este estado). Algunos médicos sugieren los siguientes niveles en las pruebas caseras: en ayunas de 72 a 90 mg/dl; antes de tomar sus alimentos de 72 a 108 mg/dl; dos horas antes de comer de 72 a 126 mg/dl. Lo ideal es que mida la glucosa sanguínea antes y después de cada comida, y antes de dormir. Comente sus pruebas y niveles con su consejero de diabetes. Ajuste su insulina cada dos o tres días para optimizar el equilibrio de la glucosa. Busque obtener un HbA_{IC} dentro del rango de una persona sin diabetes.

Llevar un control riguroso de la glucosa sanguínea se debe a que corre el riesgo de tener hipoglucemia. Tenga cuidado al conducir. Tome refrigerios antes de dormir para evitar la hipoglucemia durante la noche. Tenga a la mano el glucógeno y enséñele a su pareja cómo aplicarlo. Lleve siempre su tarjeta de diabetes y glucosa.

EL TRATAMIENTO DIABÉTICO
DURANTE EL EMBARAZO

Apéguese rigurosamente a una dieta saludable (consulte al dietista para que la oriente); si lo necesita, baje de peso antes de embarazarse, pero cuando se embarace no deje de comer, no es bueno para su bebé.

Es poco usual que las personas en edad reproductiva tomen pastillas para controlar la diabetes. Si las toma para reducir la glucosa, su médico las sustituirá por insulina, debido a que la insulina permite llevar un mejor control de la glucosa y a la posibilidad de que se produzcan malformaciones fetales por tomar las pastillas.

Sus necesidades de insulina variarán durante las primeras etapas del embarazo, pero conforme transcurran las semanas, será necesario que se administre más insulina. Aumente las dosis según sus niveles de glucosa sanguínea, y manténgase en contacto con su equipo de cuidado de la diabetes. Tal vez al final del embarazo se administre el doble de insulina de la dosis que tomaba antes de embarazarse.

El cuidado durante el embarazo
Cuando planee embarazarse, pregunte si su centro local de atención a la diabetes cuenta con una clínica para mujeres diabéticas o previas a embarazarse. Tan pronto sospeche estar embarazada, consulte a su médico. Las pruebas caseras de embarazo por lo general son muy sensibles y precisas si se usan correctamente. Sin embargo, recuerde que las pruebas resultan negativas si se aplican en las primeras etapas del embarazo, un estudio de sangre confirma el diagnóstico. Si duda, suponga que está embarazada.

Las embarazadas con diabetes deben consultar a un ginecólogo y a un especialista en diabetes que colaboren muy de cerca. Investigue si hay una clínica para diabéticas con atención especial en el embarazo. Atender a una mujer con diabetes durante el embarazo no es una tarea sencilla para nadie, menos aún para los futuros madre y padre. Conviene que revise la glucosa sanguínea y ajuste con cuidado su insulina. También debe realizarse ultrasonidos adicionales para observar el progreso del bebé (algunos centros realizan estudios fetales cardiacos de rutina). Debe acudir con frecuencia a su clínica prenatal o de atención al embarazo con diabetes. La razón para todo este cuidado es que las mujeres diabéticas son más susceptibles a tener complicaciones durante el embarazo que las mujeres sin diabetes. Por ejemplo, su presión sanguínea puede elevarse o producir un exceso de líquido amniótico en el bebé. El crecimiento de éste se observa con cuidado porque es probable que crezca demasiado o no lo suficiente. Además de sus consultas durante el embarazo, debe asistir a revisiones en sus ojos y de la función renal desde el inicio del embarazo y continuar haciéndolo con regularidad.

El parto

Siempre se realiza en el hospital con una unidad de cuidado especial para el bebé, en caso de que sea necesario supervisar al bebé después de nacer (casi todos los hospitales lo hacen rutinariamente). Existen diferentes opiniones sobre cuándo y cómo deben nacer los bebés de madres diabéticas. Algunos centros permiten que ellas concluyan las cuarenta semanas, si el desarrollo del bebé es normal y la madre se encuentra bien. El parto vaginal hace que la pelvis de la madre llegue al tamaño adecuado y no hay problemas con la madre o el bebé. Sin embargo, muchos ginecólogos prefieren programar el parto entre las semanas 37 o 38, para que el umbral en el área de la cesárea sea bajo, y así asegurarse de que el bebé no tenga ningún problema durante la labor de parto. Comente las opciones con su ginecólogo, el tratamiento debe adaptarse a usted y a su bebé.

Mientras está en trabajo de parto, se le administra glucosa intravenosa por goteo e insulina (si es necesario) en dosis que se ajusten a su nivel de glucosa sanguínea. Así tiene la energía y la insulina necesarias, adaptadas sutilmente a usted. Tan pronto como se retira la placenta, sus necesidades de insulina disminuyen hasta los niveles que tenía anteriores al embarazo. Es importante que recuerde esto para evitar la hipoglucemia. Quizá permanezca en el hospital un poco más de tiempo que sus amigas no diabéticas.

Su bebé necesita glucosa adicional desde el primer día que inicia su vida fuera del vientre diabético. Antes, los bebés de madres diabéticas eran unos querubines rojizos y largos. Esto es menos común con el equilibrio de la glucosa en un nivel normal durante el embarazo. En ocasiones, el bebé de una mujer diabética tiene problemas respiratorios. Por esta razón es importante que el lugar donde nazca su bebé cuente con atención especial para el recién nacido.

El regreso a casa

El duro trabajo del embarazo se recompensa cuando lleva a su bebé a casa. Ahora puede disminuir un poco el control de la glucosa sanguínea. No querrá tener hipoglucemia mientras lo cuida, por lo tanto, mantenga sus niveles en 108-144 mg/dl. Haga tres comidas y tome tres refrigerios al día (es probable que necesite tomar un refrigerio a medianoche si su bebé se despierta a menudo). Si amamanta a su bebé, consuma más carbohidratos, también es necesario que reduzca su insulina. Asegúrese de tomar suficiente agua. Trate de no subir de peso.

¿Y qué pasa con el padre?

Con toda la atención que requiere su pareja, es posible que el padre se sienta un poco marginado. Pero es importante que comparta el embarazo por completo, porque su pareja necesita apoyo. Si usted, como padre, todavía no sabe realizar las pruebas de glucosa sanguínea, aprenda a hacerlo para ayudarla. Aprenda a administrar insulina para que la ayude a inyectarse, si es necesario. Y, lo más importante, reconozca los síntomas de la hipoglucemia para que pueda administrarle un poco de glucosa. Asegúrese de tener glucógeno disponible en caso de que ella no pueda tragar cuando tenga hipoglucemia. Algunos estudios demostraron que la elevación constante de los niveles de glucosa perjudican al bebé, todavía más que la hipoglucemia, aunque es importante controlar la hipoglucemia lo antes posible. La hipoglucemia nocturna es común durante el embarazo; si en alguna ocasión su pareja no se despierta para amamantar a su bebé, parece que tiene un mal sueño, está muy inquieta o suda en exceso, despiértela y haga que ingiera glucosa, si es necesario. Pero no es necesario que se mantenga despierto toda la noche para cuidarla.

Las visitas constantes a una clínica pueden ser agobiantes, así que trate de ayudarla llevándola, si puede. Aunque para las mujeres diabéticas el embarazo es más complicado que para las demás, una riña adicional puede terminar con su paciencia, por lo tanto colabore con el trabajo de casa, y así deseará tener otro hijo. La tensión altera la diabetes, por ello su pareja requiere estar relajada en el ambiente de su hogar durante este tiempo. Usted también lo necesita. Es difícil mantener el equilibrio entre ayudar a su pareja a mantener vigilada su diabetes y salud en general, y además preocuparse. Comente sus dudas con el equipo de cuidado de la diabetes prenatal o con su médico.

RESUMEN

• Las mujeres diabéticas son fértiles y pueden tener embarazos y bebés saludables.
• El embarazo debe planearse.
• Utilice anticonceptivos si no desea embarazarse.
• Si se utiliza en forma correcta, el método de bloqueo es el mejor.
• Mantenga su HbA_{IC} en un nivel normal antes de embarazarse y hasta el parto.
• Tenga cuidado con la hipoglucemia.
• Informe a su médico tan pronto sospeche que está embarazada.
• El embarazo es un trabajo difícil para una mujer diabética, pero la recompensa es infinita.
• ¡No descuide al papá!

Capítulo 17
Los deportes y el ejercicio

L as personas diabéticas disfrutan practicar deportes y otras actividades físicas, aparte de que los ayuda a superarse.

EL EJERCICIO ES BUENO PARA USTED

Hacer ejercicio es bueno para cualquier persona, ya que ayuda a mantener su cuerpo y su peso en forma, expande su corazón y sus pulmones; también mejora su sensibilidad a la insulina y, por lo tanto, la tolerancia de la glucosa. Practique ejercicio con regularidad —es decir, 30 minutos, 5 veces a la semana, en una zona de entrenamiento— para reducir el riesgo de sufrir un ataque cardiaco. Hacer ejercicio es un método eficiente de relajación, casi todas las personas que se ejercitan a menudo dicen que los hace sentirse mejor. Incluso un pequeño aumento en el ejercicio, aunque sea mínimo, es benéfico para las personas diabéticas. Esta sección contiene ayuda para quienes desean practicar ejercicio intenso o un deporte en particular, incluso hacer una caminata por el jardín a diario, es de gran ayuda. Si se siente mal, no siga las instrucciones específicas de los escaladores o remadores. Cada quien disfruta realizar actividades distintas en horarios y ambientes diferentes. No es obligatorio realizar una actividad que deteste hacer. Pronto la suspenderá. Su programa de ejercicio tiene que ser práctico. ¿Puede desempeñar con facilidad la actividad que eligió?, ¿los horarios se ajustan a su trabajo? Intente aumentar su desempeño físico de manera que se adapte a su estilo de vida. Utilice las escaleras en lugar del elevador. Estacione su auto a algunos metros de distancia de la entrada del supermercado. Realice una caminata por su vecindario en las mañanas.

LA ENERGÍA PARA EJERCITARSE

El movimiento del cuerpo se produce mediante los músculos. Distintos grupos de músculos se contraen y relajan para hacer diferentes movimientos. Los músculos se contraen y se relajan conforme usted se ejercita. Necesitan energía para contraerse; el cuerpo la proporciona en la sangre como glucosa y ácidos grasos (producidos a partir de las grasas). Ambos penetran en las células del músculo para proporcionar la energía que necesitan, con el fin de que se puedan contraer. Los músculos almacenan un poco de glucosa como glucógeno, el cual se utiliza cuando comienza a ejercitarse. Sus músculos pronto requerirán más combustible. Necesita aplicarse una pequeña cantidad de insulina para permitir que la glucosa y los ácidos grasos penetren en las células del músculo.

En una persona diabética, conforme la glucosa viaja por la sangre y disminuye el nivel de glucosa sanguínea, el páncreas detiene la producción de insulina. Esto provoca que el hígado libere glucosa de su almacén. De la misma forma, se liberan ácidos grasos; así, los niveles de glucosa sanguínea no disminuyen más de lo normal, a menos que corra un maratón o que participe en algún otro evento de resistencia. La glucosa también llega a la sangre por la digestión de carbohidratos en el intestino.

En las personas bajo tratamiento de insulina o de sulfonilurea para controlar la diabetes, la glucosa y los ácidos grasos penetran en las células del músculo porque por lo general hay demasiada insulina en torno suyo. Sin embargo, la producción de insulina no puede detenerse conforme disminuyen los niveles de glucosa sanguínea. La elevación de los niveles de insulina evita que el hígado libere la glucosa almacenada: los ácidos grasos no se liberan de la grasa corporal. Pero los músculos continúan absorbiendo la glucosa de la sangre, por lo tanto, el nivel de glucosa sanguínea vuelve a disminuir. Por supuesto que tendrá hipoglucemia, a menos que consuma un poco de glucosa, que se absorbe en la sangre desde el intestino. Los alimentos ricos en carbohidratos también se absorben como glucosa, aunque más despacio porque tienen que digerirse antes.

¿Cómo ejercitarse si tiene diabetes y no tiene un control interno sobre la producción de insulina? No es tan complicado como parece. Si planea realizar ejercicio por primera vez o de manera muy intensa, disminuya la dosis de insulina (por ejemplo, 10-50 por ciento de la dosis usual) o reduzca sus pastillas (tome sólo la mitad de la pastilla) que surtirán efecto durante ese tiempo. Consuma más carbohidratos de efecto prolongado (altos en fibra, o carbohidratos con almidón) durante su alimento anterior, y consuma un poco de glucosa después de que termine de ejercitarse o, si es necesario, mientras hace ejercicio (durante un receso). Después de hacer ejercicio, consuma un poco más de carbohidratos de efecto prolongado. Revise sus niveles de glucosa antes y después de ejercitarse, de ser necesario entre esos lapsos, y utilice esta información para saber qué debe hacer la próxima vez. Su consejero de diabetes puede ayudarlo.

Unas palabras de advertencia. No realice ejercicio intenso si su nivel de glucosa está elevado, sobre todo si tiene acetona en la orina. Si no tiene insulina en la circulación, al hacer ejercicio se eleva la glucosa, debido a que el hígado la libera, pero los músculos no pueden absorberla. Tampoco se pueden utilizar los ácidos grasos y el hígado los transforma en acetona, lo que provoca que su sangre sea ácida. Después desarrolla cetoacidosis diabética. Aplíquese un poco de insulina para regresar la glucosa a la normalidad, pero evite la hipoglucemia, y espere a que surta efecto. Es recomendable no hacer ejercicio intenso durante ese día, evítelo hasta que mejore el control de su diabetes. Esto sucede también si come en exceso antes o mientras hace ejercicio.

¿ES USTED APTO PARA EL EJERCICIO?

Antes de iniciar un programa de ejercicio, comente con su médico qué planea hacer. Prácticamente todas las personas pueden practicar el ejercicio, pero si tiene problemas cardiacos, musculares o en las articulaciones, necesita elegir con cuidado el tipo e intensidad del ejercicio. Si acaba de recibir tratamiento láser para su retinopatía o hemorragia del vítreo, no debe hacer ejercicio hasta que su médico lo declare fuera de peligro. No debe practicar ejercicios que golpeen, rocen o presionen las úlceras de pies o piernas.

Como regla general, jamás debe ejercitarse con tanta energía como para que no pueda sostener una conversación con otra persona mientras hace ejercicio. Aprenda a tomar el pulso en su muñeca. El ritmo cardiaco no debe exceder la tabla máxima para su edad. El ritmo cardiaco que debe tener al descansar es de 60 a 80 latidos por minuto. Su nivel de entrenamiento debe ser de 60-85 por ciento de su máximo. Puede calcularlo al restar su edad (en años completos) de 220. Para las personas que tienen 50 años, el ritmo cardiaco máximo que deben tener es de 220-50 = 170 latidos por minuto. Su nivel de entrenamiento es de 120-144 latidos por minuto, y debe ejercitarse de 20 a 30 minutos cada semana para obtener un mayor beneficio. Si no hace ejercicio con regularidad comience en 60 por ciento (102 latidos por minuto en este caso), hasta llegar a 85 por ciento (144 latidos/mm) durante algunas semanas o meses. Las personas con lesiones en los tejidos no tienen un ritmo cardiaco normal, para ello consulte a su médico.

Aumente el ejercicio gradualmente. No tiene caso terminar su primera sesión de ejercicio empapado en sudor y jadeando, con la impresión de que está a punto de morir. A la mañana siguiente, la continuación de su existencia servirá para que descubra qué músculos que no sabía que tenía, ninguno de los cuales funciona ahora y sólo le provoca un dolor abdominal. Por lo general, el resultado final es la determinación absoluta para jamás volver a hacer ejercicio. Primero debe hacer un poco de calentamiento con algunos ejercicios ligeros y después iniciar un programa más complejo que se ajuste a su condición y sus necesidades. Estire esos músculos y articulaciones rígidos con cuidado. Si tiene dolor, no lo haga. Al final, baje el ritmo poco a poco.

Solicite a su médico que lo oriente para hacer ejercicio de manera segura antes de comenzar, no cuando revise su codo lastimado por jugar tenis.

DEPORTES PARA TODOS

Existen cientos de actividades deportivas para elegir, pero no es necesario que practique un deporte organizado. Al caminar por sus calles favoritas o abonar el jardín, se ejercita con regularidad. Si se decide por un deporte en particular, ¿cómo saber si usted, una persona con diabetes, puede hacerlo? Escribí estas guías para el libro y las modifiqué con ayuda de algunos comentarios de los integrantes de la British Diabetes Association Sports and Exercise Working Party.

¿PUEDO REALIZAR ESTA ACTIVIDAD?

¿Cuál es su condición física actual?

• Siempre debe hablar con su médico sobre el ejercicio.
• ¿Es buena su tolerancia al ejercicio?, por ejemplo, ¿sube las escaleras con facilidad, corre para alcanzar el autobús o corta el césped?

TABLA DE ENTRENAMIENTO
PARA HACER EJERCICIO

Edad	Ritmo cardiaco (palpitaciones por minuto)	
	60% del máximo	85% del máximo
20	120	170
30	114	161
40	108	153
50	102	144
60	96	136
70	90	127

• ¿El médico le ha solicitado que evite realizar algunas actividades?

• ¿Tiene lesiones en los ojos, problemas en los pies, enfermedades cardiacas o cualquier otra lesión en los tejidos por la diabetes? Si es así, hable con su médico acerca de hacer ejercicio.

• Si tuvo un ataque cardiaco, sigue un programa de rehabilitación cardiaca del hospital o se ha puesto en contacto con una institución de salud.

• Si padece la formación de nuevos vasos en el ojo, evite ejercitarse en exceso, hasta que sus ojos reciban un tratamiento adecuado. Si hace ejercicio intenso puede provocar que los nuevos vasos sangren dentro del ojo.

• Si tiene úlceras en los pies, evite apoyar su peso en el pie afectado. Si tiene deficiencia en la irrigación de los nervios o de los pies, además, debe consultar con regularidad a un podólogo autorizado para que le revise los pies.

¿Tengo equilibrada la glucosa sanguínea?

• ¿Su glucosa sanguínea está bajo control?

• ¿Sabe cómo ajustar su dieta y tratamiento a los diferentes niveles de ejercicio? De no ser así, pregúntele a su consejero especialista en diabetes.

• ¿Toma insulina o pastillas que puedan provocarle hipoglucemia? De ser así, ¿puede identificar y controlarla?

• ¿Tiene hipoglucemia con regularidad o sin advertencia? De ser así, consulte a su consejero especialista en diabetes.

¿Puedo realizar este ejercicio en particular de forma segura?

• ¿Requiere hacer actividades aceleradas o prolongadas, o ejercicio de resistencia?

• ¿Puede comer, tomar su tratamiento (si es necesario) y revisar la glucosa sanguínea mientras realiza ejercicio?

• ¿Puede estar cerca de su comida o de su equipo de cuidado de la diabetes y ha planeado qué hacer si tiene hipoglucemia?

- ¿Puede saber con facilidad cuánta energía gasta y organizar sus alimentos y tratamiento antes, durante y después del ejercicio?
- Si realiza una actividad al aire libre, ¿qué sucedería si necesita asistencia?, ¿se encuentra sólo o con otras personas?, ¿se encuentra cerca algún teléfono o transporte?
- ¿La actividad requiere calor o frío, alturas o profundidades, agua o aire? Todos estos aspectos influyen en el equilibrio de la glucosa sanguínea, además del ejercicio por sí solo.

¿Este deporte o actividad es adecuado para mí?

Existen reglas para algunos deportes que se relacionan con las personas diabéticas. Las instituciones médicas tienen listados de muchas de ellas. Parece una lista extraordinaria, pero recuerde que está diseñada para incorporar desde adolescentes hasta personas de 70 años. Casi todos mis lectores no tendrán inconveniente en practicar cualquier deporte, y consultarán la lista sólo cuando no tengan información o contemplen la idea de desempeñar actividades peligrosas. Al aportar lo que han aprendido de los expertos y al observar las reglas de seguridad con cuidado, las personas con diabetes pueden ejercitar deportes como el montañismo o el canotaje en rápidos. Tim acaba de recibir el diagnóstico de su diabetes, aprendió a escalar en el curso de montañismo que impartió la Diabetes UK/Outward Bound, continuó entrenándose, demostró un gran interés en sus prácticas y, un año después, escaló el Old Man of Hoy (un cañón de roca de 170 metros, elevado sobre mares muy peligrosos). Aunque usted no tiene que optar por estas actividades arriesgadas. Elija una que llame su atención, después hable con su equipo de cuidado de la salud sobre su diabetes u otros aspectos que puedan interferir con su capacidad para realizar esa actividad de forma segura.

Las discapacidades como la amputación o la ceguera no son un obstáculo para muchos deportes. He conocido personas en silla de ruedas que practican el canotaje o el remo. También conozco a un hombre ciego que escaló el Mont Blanc y disfruta la práctica de una serie de deportes, como el esquí acuático y el judo. Otras personas con un grave desajuste en su visión han tomado exitosamente los cursos de montañismo que imparte la Outward Bound conmigo en Eskdale.

LA PERSONA ENCARGADA
DE SUPERVISAR LA ACTIVIDAD

Si el instructor de deportes no está familiarizado con la diabetes, le será de gran utilidad responder el siguiente cuestionario. Pídale que conteste las siguientes preguntas.

¿Una persona con diabetes puede hacerlo de forma segura?

- ¿Sabe qué es la diabetes y qué significa?, ¿conoce los distintos tipos de diabetes y su tratamiento?
- ¿Existen reglas para que las personas diabéticas realicen esta actividad y se aplican en este caso?
- Los riesgos principales son la hipoglucemia y los efectos de las lesiones en los tejidos (los segundos se describen en la sección para personas diabéticas). ¿Sabe qué es la hipoglucemia y cómo puede detectarla? (consulte el capítulo 10). La hipoglucemia algunas veces provoca pérdida del conocimiento o coma, puede afectar no sólo al individuo, sino (indirectamente) también a otras personas relacionadas con la actividad, a los espectadores o a los rescatistas.
- Si la persona presenta hipoglucemia ¿significa un peligro para sí mismo o para los demás? De ser así, ¿serían capaces de reconocer los síntomas de advertencia y ella es capaz de comer para aliviar la hipoglucemia? Si tiene hipoglucemia grave, ¿puede salvarla (y a los demás) y controlarla o rescatarla si es necesario?
- Infórmese sobre la elevación de la glucosa.

¿Esta persona con diabetes puede hacerlo de forma segura?

- ¿Tiene la capacidad física y mental para iniciar esta actividad?

• ¿El paciente puede ajustar su tratamiento para la diabetes y su dieta para disfrutar esta actividad de forma segura, sin perder el control de su diabetes?

¿Puedo supervisarlo?

• ¿Personalmente, tengo la capacidad para supervisar a la persona en esta actividad?
• ¿Requiero apoyo adicional?

Es natural que se preocupe por cuidar a una persona cuya condición especial no le resulta familiar, pero la diabetes no es un obstáculo para desempeñar cualquier actividad, algunas veces en un nivel nacional o internacional. Ciertas corporaciones deportivas tienen reglas que excluyen a los diabéticos que toman insulina. Sin embargo, muchas no cuentan con una política específica. Casi todas las asociaciones nacionales para la diabetes orientan a las personas diabéticas y a las organizaciones deportivas. Diabetes UK tiene información sobre la extensa gama de actividades y reglas, en caso de que las haya, y se complace en apoyar a los entrenadores deportivos y a los deportistas.

LOS PROBLEMAS COMUNES

Prevención de la hipoglucemia
Reduzca la dosis de su insulina o de sus pastillas de sulfonilureas, consuma suficientes carbohidratos de efecto rápido y prolongado y revise la glucosa. Tan sencillo como eso, pero puede ser un poco más difícil en la práctica.

Reduzca la dosis de su insulina o de sus pastillas
¿Cuánto debe reducir su insulina? Por lo general, basta con reducir de 2 a 4 unidades, pero algunas personas necesitan reducir a la mitad la dosis de insulina que surtirá efecto en el momento de realizar una actividad. Si se ejercita por la tarde, disminuya la insulina de efecto rápido que se aplica durante el almuerzo, o

la de efecto medio que se aplica en la mañana. Para el ejercicio por la noche disminuya la dosis de efecto rápido que se aplica en la tarde. Quizá deba disminuir la insulina de efecto prolongado o medio que se aplica por la tarde para evitar el riesgo de tener hipoglucemia nocturna. Si hace una actividad vigorosa constante, baje su dosis total de insulina, al menos en 20 por ciento.

Como referencia aproximada, disminuya la dosis de pastillas que toma antes de hacer ejercicio en una cuarta o tercera parte de la dosis total diaria.

Coma más

No lo haga si no lleva un tratamiento de pastillas para reducir la glucosa o de inyecciones de insulina. Necesita consumir carbohidratos con almidón, altos en fibra y de absorción lenta para digerirlos mientras se ejercita y poder recuperarse durante las siguientes horas. Debe ingerir glucosa para obtener energía rápidamente para que lo impulse cuando lo desee. Como regla general, consuma el doble de carbohidratos en su última comida antes de hacer ejercicio vigoroso, coma una porción y media de la cantidad normal antes de hacer ejercicio moderado. Tome un refrigerio doble antes de ejercitarse con intensidad, o cámbielo por una bebida deportiva con glucosa. Muchas personas se comen una barra de chocolate, aunque tenga un alto contenido de grasa, porque la glucosa se absorbe lentamente. Tome un poco de glucosa, en pastillas o en líquido, si se siente cansado mientras hace ejercicio. Después consuma una mezcla de grasas y carbohidratos de absorción lenta y ajuste sus alimentos a su prueba de glucosa sanguínea y a lo que hará después. No olvide tomar un refrigerio a la hora de irse a dormir.

"Pero quiero adelgazar", reclama usted. Reduzca sus dosis de insulina o de pastillas de sulfonilureas antes del ejercicio y vigile sus niveles de glucosa sanguínea. Las personas que sólo toman metformina no necesitan comer de más antes de ejercitarse; la hipoglucemia es muy común; casi todas las personas que sólo toman metformina por lo general tienen problemas de sobrepeso, por esta razón no es una buena idea comer en exceso.

Conforme se familiarice con una actividad en particular, será capaz de ajustar la dosis de insulina y sus alimentos. Las personas que se ejercitan con regularidad no necesitan aumentar sus porciones de comida.

Mida la glucosa sanguínea

Hágalo a menudo cuando comience a ejercitarse y después, si es necesario, es la clave del éxito. Las pruebas de glucosa sanguínea liberan a las personas diabéticas de su preocupación por los efectos del ejercicio y otras experiencias diabéticas. No se preocupe por la glucosa, revísela y tome una decisión. Así aprenderá de cada sesión de entrenamiento. Recuerde que puede tener hipoglucemia hasta dos días después del ejercicio. Continúe revisando la glucosa.

LOS TIPOS DE EJERCICIO

Carreras de velocidad

Se emplea el glucógeno almacenado en sus músculos. Algunas personas consumen muchos carbohidratos en los días previos al evento para llenar los almacenes del músculo. Tal vez no quiera tener mucho en su estómago justo antes de la carrera, de modo que debe asegurarse de comer un pan con alto contenido de carbohidratos en fibras con almidón muy temprano. Algunas toman glucosa pura de una bebida no efervescente, pastillas o gel antes de correr, para comenzar a saturar su sangre y los músculos, una vez que el glucógeno se ha empleado durante la carrera. Es difícil que pueda comer de inmediato, ya que el ejercicio intensivo puede hacerle sentir náuseas o calambres. Coma algo, tan pronto como se recupere después del ejercicio. Entrene de forma gradual y aprenda a medir por anticipado cuántos carbohidratos necesita y cuánta insulina o pastillas y comida debe consumir el día que practique.

Ejercicio de resistencia

Se refiere a correr un maratón o hacer caminata. Comienza a

utilizar el glucógeno almacenado en los músculos y a absorber la glucosa de la sangre, de modo que no sólo necesita comer con anticipación, sino para mantener el abastecimiento mientras se ejercita. Ajuste la insulina para no tener en exceso y así el hígado libere glucosa cuando la necesite. Disminuya la insulina o las pastillas de sulfonilureas a 50 por ciento cuando inicie el entrenamiento, si nunca antes ha hecho caminata o corrido una distancia prolongada. Si continúa entrenando, será capaz de calcular las dosis que necesite administrarse. Lo que debe comer para ejercitarse depende de la clase de ejercicio y del nivel de competencia. Es importante tomar líquido y electrolitos, sobre todo si cuando corre hace calor, el abastecimiento de glucosa depende de las bebidas ingeridas. Los marchistas pueden consumir fruta y nueces, galletas y barras de cereal, a veces un poco de chocolate y glucosa cuando necesitan energía de emergencia. Para un día de caminata intensa con una mochila pesada, necesita hacer tres comidas fuertes, con contenido de carbohidratos con almidón altos en fibra y seis refrigerios dobles (los carbohidratos equivalen a doce de los refrigerios que toma con frecuencia). Una vez que entrene, puede disminuir las porciones, pero comience con éstas. Si hace caminata o corre, debe llevar glucosa consigo en el bolsillo o en la bolsa de la cadera.

LOS OBSTÁCULOS AMBIENTALES

El agua

Observe el segundero de su reloj. Respire profundamente y contenga el aire. ¿Cuánto tiempo puede retenerlo? Ése es el periodo que tiene para resolver cualquier dificultad. Es el obstáculo ambiental más peligroso para una persona propensa a un ataque de hipoglucemia. También es una razón por la que bucear bajo el agua no es un deporte seguro para una persona que toma insulina. Si está absolutamente seguro de que sabe controlar su diabetes y no es susceptible a la hipoglucemia, bucee con un amigo que conozca sobre el cuidado de la diabetes. Es fundamental que no tenga hipoglucemia mientras practique cualquier deporte acuático sobre o bajo el agua. Es poco usual que una persona pierda el conocimiento por hipoglucemia, pero si ocurre mientras nada o hace canotaje, será un desastre. Siga las reglas para cualquier tipo de ejercicio, también le sugiero que tome de 2 a 4 pastillas de glucosa justo antes de iniciar o sumergirse en el agua. Esto significa que se ejercitará con una elevación de glucosa. Jamás entre al agua solo, siempre utilice un chaleco salvavidas, un flotador o nade cerca de un salvavidas. No es suficiente usar sólo el traje de baño, porque no mantiene su cabeza fuera del agua en caso de que pierda la conciencia. Si viaja en barco o en canoa, guarde algunos refrigerios en un estuche resistente al agua, y átelo al barco. Remar es uno de los deportes más intensos que hay, requiere velocidad y resistencia. Debe remar utilizando grandes cantidades de carbohidratos. En este deporte, los otros ocho miembros del equipo no estarán de acuerdo en que usted deje de remar para comer algo a mitad de la carrera. Sin embargo, Steve Redgrave demostró que la diabetes que requiere tratamiento de insulina no es un obstáculo para ganar la medalla olímpica de oro.

Cuando revisé la glucosa sanguínea de Josephine, antes de que se metiera en su kayak, tenía 234 mg/dl. Era una remadora competente. Quince minutos después comenzó a girar en círculos fuera de control. La glucosa sanguínea era de 36 mg/dl. Se reanimó con un frasco de Hypostop, glucosa en gel, y un par de galletas, después continuó su sesión.

La glucosa en gel Hypostop es útil en las actividades acuáticas. Viene en un frasco de plástico resistente al agua y puede atarlo a su ropa o guardarlo en su bolsillo. Es sencillo tomarlo mientras esté dentro del agua. Un diabético prevenido que bucea lleva barras de comida para comer bajo el agua. Si necesita comer en lugares poco comunes, debe practicar antes.

Un extenso número de personas diabéticas practican deportes acuáticos de manera segura, usted puede hacerlo también si lo desea. Practique con un entrenador experimentado y utilice su sentido común para prevenir la hipoglucemia.

Las alturas

Casi todas las actividades relacionadas con las alturas cuentan con equipo de seguridad, por esta razón son más confiables que las actividades acuáticas. El miedo es un factor común para cualquier persona al estar a gran altura, esto provoca secreción de adrenalina y aceleración cardiaca, sudoración y temblor —igual que una hipoglucemia—. Si duda, suponga que tiene hipoglucemia y consuma glucosa. El montañismo es un deporte extremo, se interrumpe para tomar periodos de descanso.

Consuma glucosa antes de comenzar a escalar, para que se ejercite con una elevación de la glucosa. Si tiene que cuidar a alguien más (como sujetarlo con una cuerda), debe estar seguro de que no tendrá hipoglucemia. Asegurarse con una cuerda requiere el uso de ambas manos, consuma carbohidratos azucarados y un poco de dextrosol antes de decirle al escalador que pueden comenzar a escalar. Es fundamental que le informe a su compañero de montañismo que tiene diabetes, es injustificable que tenga hipoglucemia cuando tiene la vida de otra persona en sus manos. Las personas también tienen hipoglucemia al practicar ascenso y descenso con cuerda (rappel), aunque el temor debe aumentar la glucosa, conforme se liberan hormonas ante una emergencia. No obstante, he visto que las personas tienen hipoglucemia mientras se encuentran en estado de temor. De nuevo, consuma glucosa antes de comenzar a descender, para asegurarse de que estará bajo control. Las personas diabéticas pueden saltar en paracaídas o vuelo sin motor. Para cualquiera de estos deportes debe buscar algún medio para llevar glucosa consigo, sin importar en qué posición termine.

Las profundidades

Las exploraciones de cuevas implican un poco de montañismo y de actividades acuáticas. Además de estos riesgos, una de las principales características es que no podrá salir de la cueva una vez que se encuentre en las profundidades. Debe asegurarse de llevar suficiente comida y reservas, por si surge algún retraso inesperado. Como ocurre con los saltos acrobáticos en grupo, piense con cuidado antes de realizar una exploración.

LOS EQUIPOS DE COMPETENCIA Y DEPORTIVOS

Si practica deporte por placer, no es necesario que se presione al comparar su desempeño con el de otras personas, no será un integrante del equipo de relevos si tiene problemas con su peso.

Joe y John participaban en una competencia de orientación. Tenían que desplazarse y correr una ruta compleja y competir contra otras diez parejas y el cronómetro. Había un premio para el equipo que encontrara con más rapidez las señales. Joe tenía diabetes. Estaban entusiasmados y todo iba bien al principio. Encontraron las dos primeras señales. No pudieron encontrar la tercera. John comenzó a enfadarse. "Nos estamos retrasando, ya casi nos alcanzan los demás". En ese momento, descubrieron la señal que estaban buscando y se dirigieron hacia ella. Joe se sentía un poco mareado y buscaba sus pastillas de glucosa en su bolsa. Trató de tomarlas mientras corría tras John y se ahogó con un pedazo. Tiró el paquete entre la maleza. Dejó de buscarlo. John se volvió. "Vamos, tortuga", le gritó. "Corre, ¿por qué te detienes?" Joe se sentía bastante mareado en ese momento, pero no quería defraudar a John y se tropezó en la colina. Cuando llegó a la cima, jadeando, John ya descendía la colina hacia la siguiente señal. Joe continuó. Sudaba y temblaba y todo se le nublaba. Cuando Joe desapareció en la siguiente señal, John regresó a buscarlo y lo encontró semiinconsciente al pie de la colina donde se cayó. Por suerte, después de que lo reanimaron con una lata de glucosa para beber, sólo tenía algunos golpes.

La hipoglucemia puede inducir un estado mental en el que las personas no quieren suspender que lo hacen. Además, es natural ignorar los síntomas menores, para evitar defraudar a un amigo o a un equipo, sobre todo cuando el evento es cronometrado. Lo mejor es asegurarse de no tener hipoglucemia. Pero, si sucede, es recomendable (y más seguro) suspender la carrera y tratar de controlarse porque, de continuar con el ejercicio, todo empeora. John sabía que Joe tenía diabetes y qué debía hacer para ayudarlo. Asegúrese de que sus colegas de equipo lo sepan. Si juega a nivel profesional o en competencias nacionales (como lo hacen algunos diabéticos), adquirirá mayor experiencia para manejar su tratamiento de manera exacta y sus necesidades alimenticias durante su entrenamiento con el resto del equipo. Aproveche el entrenamiento para agudizar sus habilidades en el juego y en el control de la diabetes.

ACTIVIDADES PARA TODOS

Pocas personas son corredores de maratón, escaladores de montaña, aunque muchas forman parte de un equipo deportivo. Las actividades físicas son buenas para todos. Ayudan a bajar de peso. Cualquier aumento de ejercicio, aunque sea mínimo, sirve. Ejercítese un poco más cada día. Intente caminar un poco más: no utilice el auto para recorridos cortos; utilice las escaleras, no el elevador; camine alrededor de su casa. Incluso si no puede hacer demasiado, mover los músculos también ayuda, por ejemplo, mueva los brazos arriba y abajo cada hora. Pida a su fisioterapeuta o enfermera que le dé algunos consejos.

RESUMEN

- Hacer ejercicio es benéfico para las personas diabéticas.
- Consulte a su médico antes de comenzar a ejercitarse o a practicar algún deporte.
- Aprenda a ejercitarse y entrene en condiciones seguras.
- Ajuste su dieta y su tratamiento para hacer ejercicio.
- Determine con honestidad los peligros potenciales de cualquier deporte y cómo cuidarse a sí mismo y a los demás.
- Esté prevenido.

- Informe a sus colegas de equipo y a su instructor sobre su diabetes.
- Tome el control del cuidado de su diabetes, sus actividades y su acondicionamiento físico. Asimile las experiencias.
- Inténtelo, con ayuda profesional.

Capítulo 18
Los viajes

Las personas diabéticas pueden viajar por todo el mundo. Para asegurarse de que su viaje de placer o de negocios sea inolvidable por las razones correctas, agregue un poco de prudencia a los preparativos del viaje. Los siguientes temas son una guía general. Seleccione los que sean apropiados para su viaje.

PLANIFIQUE

¿Adónde ir?
Por supuesto que un recorrido de una ciudad a otra es menos arriesgado que una expedición a otro continente. ¿Irá a un lugar familiar o a un territorio nuevo? Aun cuando no existe una razón por la que una persona con diabetes no pueda viajar a las lejanas montañas o a las profundidades de la selva, para hacerlo debe tener bajo control el cuidado de su diabetes, si depende de la insulina. Ya que ésta es una nueva condición para usted, considere disfrutar su primer periodo vacacional después del diagnóstico, en un lugar familiar o que no esté tan retirado. No puede escoger su destino en un viaje de negocios. Un recorrido misterioso (premeditado o no intencionado) puede ser divertido, pero si lleva un tratamiento de pastillas o de insulina para reducir la glucosa, es recomendable que planifique, para evitar retrasos inesperados o quedarse desamparado. Siempre es útil aprender a interpretar los mapas, si todavía no sabe cómo hacerlo.

¿Requiere visa?, ¿necesita vacunarse? De ser así, aplíquese las vacunas necesarias, incluyendo las que no sean obligatorias y que le recomiende su médico. Sarah tuvo elevado el nivel de glucosa durante algunos días después de aplicarse la vacuna de la influenza (otras vacunas pueden tener efectos similares, por esta razón, es recomendable que se las aplique antes de salir de viaje). Mantenga actualizada su vacuna del tétanos.

¿Qué idioma se habla? Por supuesto que es más fácil visitar un país donde hablen su mismo idioma. Si no habla el idioma del país que visita, es recomendable que consiga un libro de frases básicas, o que aprenda algunas palabras antes de viajar. Al menos aprenda las palabras para "diabetes", "inyección de insulina" (si es necesario), "ayuda" y "médico". Asegúrese de llevar un poco de dinero de circulación local para comprar comida o hacer llamadas telefónicas, si es necesario. Si puede darse el lujo, lleve suficiente dinero en cheques de viajero o tarjetas de crédito para regresar a casa si surge una emergencia.

¿Cuándo viajará?, ¿cuánto tiempo falta para su viaje?, ¿mañana?, o ¿tiene tiempo para planificar? Si usted es una persona que por trabajo o por entretenimiento sale a menudo de casa, le damos un pequeño consejo, tenga un botiquín de viaje con sus accesorios de diabetes, listo para salir. ¿En qué época del año saldrá?

Necesita considerar el clima de su país de partida y el que habrá en su destino. El calor y el frío extremos, la humedad y la aridez, o los fuertes vientos, afectan la salud de cualquier persona, es necesario que le dé un cuidado especial a su equipo para la diabetes y a la insulina o a sus pastillas. Por ejemplo, la insulina se echa a perder si se somete a un calor excesivo. No funciona si se congela. Los reactivos de las pruebas de glucosa sanguínea deben mantenerse secos, de lo contrario no obtendrá resultados seguros. Lleve siempre insulina consigo.

¿Con quién viajará?

"Viajo solo, algunas veces al este y otras al oeste. Ninguno de mis amores puede encontrarme". Noel Coward disfrutaba viajar solo. Pero si tiene diabetes y surge alguna dificultad (hipoglucemia o gastroenteritis, por ejemplo), le dará gusto encontrar a uno de sus amores o a un buen amigo. La elección es suya, aunque el sentido común sugiere que para los viajes prolongados o lejanos, las personas con diabetes están más seguras si viajan acompañadas; de ser esto último, debe informarles sobre su diabetes.

Patrick estaba en un curso de iniciativa con diez de sus compañeros de trabajo. Habían estado juntos durante una semana, desarrollando una extensa variedad de actividades. Sus compañeros se dieron cuenta de que Patrick no se veía bien, pero él no daba importancia a sus preocupaciones. "Estoy bien", decía. "Vamos a tomar una cerveza, estoy sediento". Patrick bebió demasiado: sobre todo cerveza. Al siguiente día, el grupo partió hacia una práctica de dos días, navegaron por un pantano hasta una cabaña para dormir, después caminaron de regreso a la base. Patrick se quedó hasta atrás del grupo, jadeaba y respiraba con dificultad. Los demás le preguntaron si se sentía bien. "Es un poco de resaca", dijo Patrick con tristeza. Necesitaron mucho tiempo para llegar a la cabaña. Patrick vomitó varias veces en la noche. "Pésima cerveza", opinó. A la mañana siguiente estaba tan desvelado que, por supuesto, no pudo caminar. Después de una inquietante discusión, dos de sus amigos se quedaron con él, mientras el resto iba en busca de ayuda. Cuando el tutor del grupo y el equipo de rescate abrieron la puerta, la cabaña entera olía a manzanas podridas. Buscaron su mochila y encontraron un poco de insulina y un equipo para hacer pruebas de glucosa. Por suerte para Patrick, la esposa del tutor era diabética. Se dio cuenta de lo que estaba mal, revisó la glucosa de Patrick —estaba en 792 mg/dl en la tira— y le aplicó un poco de insulina. Después lo llevaron al hospital. Patrick pudo haber muerto por el episodio de cetoacidosis. La siguiente ocasión les comentó a sus compañeros sobre su diabetes.

También es importante que le informe a sus compañeros sobre la hipoglucemia, si toma medicina para reducir la glucosa. Si es vulnerable a hipoglucemias graves, muéstrele a un compañero cercano cómo aplicar el glucógeno. Si sus amigos saben que tiene diabetes, no se sorprenderán por sus necesidades especiales de alimentación y no será necesario que esconda sus pruebas sanguíneas.

¿Cuánto tiempo?

Considere la duración del viaje mismo y la extensión del viaje completo. Durante un viaje largo necesita comer y es necesario que revise la glucosa. Es probable que viaje a través de distintos

251

husos horarios, en ese caso, para casi todas las personas es de gran utilidad mantenerse en el horario de su región hasta llegar a su destino, y después cambiar al horario extranjero. Cuando viaje de regreso, mantenga el horario extranjero hasta que llegue a su país de origen y su huso horario.

Asegúrese de que tiene suficientes provisiones de insulina y otros medicamentos para todo el viaje, así como para cubrir las pérdidas o las rupturas. Su médico y farmacólogo le informarán sobre lo que necesita llevar, sobre todo si saldrá por mucho tiempo.

¿Cómo viajará?

Esto implica distintos aspectos del cuidado de su diabetes. Si viaja por su propio medio (caminar o andar en bicicleta, por ejemplo), necesita combustible para ese nivel de ejercicio. Si utiliza su propio automóvil, debe apegarse a todas las reglas de tránsito y no olvide su licencia, u otra documentación, si viaja al extranjero. En el transporte público, usted depende por completo de los demás. Una regla general es suponer lo peor: que el tren se detenga sin una razón aparente, en medio de un paisaje monótono durante tres horas y esto hará que pierda su conexión; o que sus vacaciones por el Mediterráneo concluyan en un día y una noche en un pequeño y caluroso aeropuerto sosteniendo un burro hecho con tiras de paja, dos botellas con formas divertidas, llenas de una bebida local y una bolsa de aceitunas (que gotean), mientras su avión espera sólo un componente vital disponible desde el otro lado del mundo. Su planificación (comida, bebidas y tratamiento) debe incluir estas contingencias. Quienes padecen mareos por movimiento deben evitar, dentro de lo posible, esta forma de viajar, para no estimularlos. Las personas con diabetes pueden tomar pastillas para los mareos, si lo desean. Tome la dosis y siga las precauciones de su médico o farmacólogo.

El hospedaje

¿En dónde se alojará?, ¿en un hotel?, ¿una casa de campaña?, ¿en su casa de campo?, ¿en una posada?, ¿hosterías para jóvenes? Es evidente que si tiene una habitación para usted solo será más sencillo cuidar su diabetes en privado. Un congelador o una hielera mantienen fresca su insulina. Si comparte la habitación con extraños, guarde su botiquín para la diabetes en un lugar seguro (sea muy cuidadoso, guarde bajo llave la insulina y las jeringas). Esta es otra razón por la que las plumas de insulina son más seguras (puede llevarlas consigo) aunque debe asegurarse de llevar una provisión de respaldo.

La alimentación

Uno de los placeres de viajar es la oportunidad de probar comidas exóticas. Haga un esfuerzo por mantener una alimentación saludable, pero no se preocupe si no puede seguir su dieta rigurosamente. Antes de que vaya, un buen comienzo es buscar los establecimientos de la región donde preparen alimentos con carbohidratos. Esto incluye pan (sea integral, chapata, de centeno, ácimo, de arroz, pan seco, crujiente, pitta), arroz, papas, ñames, pasta, camote, mandioca, maíz, avena, plátano, lentejas y frijoles. Las frutas también contienen carbohidratos. Lávelas muy bien o pélelas. Para satisfacer su hambre, consuma verduras del lugar. En casi todas partes se preparan ensaladas, pero deben estar muy bien lavadas las verduras. Si duda, lo mejor es que consuma verduras cocidas (o lávelas usted mismo). De ser posible, elija la carne o el pescado asados a la parrilla, evite la carne grasosa o los platillos de carne como el paté de hígado. Coma queso en contadas ocasiones. Por supuesto, debe evitar los dulces azucarados y los postres.

Pruebe las bebidas locales si lo desea, pero no se exceda con el alcohol. Tome agua mineral, si no está seguro de que el agua esté purificada. Tome un poco de jugo de frutas si lo desea, pero recuerde que con regularidad contienen azúcar.

Tan pronto como llegue, averigüe las horas de comida del hotel o de la posada. Localice los restaurantes locales y las tiendas. Investigue el horario de apertura de las tiendas, los días festivos, los festivales religiosos y los días en que cierran temprano, etc. Si toma medicamentos para reducir la glucosa o insulina, es fundamental que coma a menudo, por lo tanto, es mejor que esté prevenido. Lleve siempre algunas raciones de energía. Consulte primero, algunos países no permiten llevar ciertos tipos de comida). Las barras crujientes de fibra empaquetadas o las barras de cereal son fáciles de llevar. También lleve algunas bebidas de caja o de lata.

Las actividades

¿Qué hará mientras esté en otro lugar? Recostarse en la playa requiere menos energía que recorrer monumentos antiguos. Si su nivel de actividad será muy diferente de las actividades que suele hacer en casa, ajuste su dieta y su tratamiento para que lo compense. No intente realizar actividades peligrosas "por estar en temporada de vacaciones" sin darle el mismo sentido de lo que haría en casa. ¿Cuenta con una supervisión adecuada?, ¿cómo prevenir la hipoglucemia?

Las salidas

El transporte local puede ser excelente o no existir. Todo forma parte de la aventura, su carruaje puede llevarlo de puerta en puerta o es probable que tenga que descifrar los jeroglíficos del autobús y terminar a diez kilómetros de distancia en la dirección equivocada. Lleve su botiquín de diabetes y un poco de comida consigo, para que no se preocupe por si se retrasa en el regreso para comer.

Riesgos locales

No deseo asustarlo, pero hacer un viaje exótico puede ser peligroso. Acuden a nuestra mente osos, cocodrilos, arañas, escorpiones y diferentes clases de víboras. Aunque existen peligros menores que pueden tomarle por sorpresa —la malaria y otras enfermedades parasitarias—. Ingiera su profilaxis de antimaláricos exactamente como se indica. No se moje en los ríos o lagos de los países tropicales. Tenga cuidado en la playa. En países cálidos, cualquier herida pequeña —una ampolla, cortada o piquete— puede infectarse, por lo tanto, debe cuidar su piel y llevar un botiquín de primeros auxilios. La gastroenteritis es común, evítela.

¿Qué hacer si algo ocurre?

Debe tener seguro médico de cobertura amplia. Debe permitirle un tratamiento mientras esté lejos de casa y, si es necesario, llevarlo de regreso, con atención médica, si se enferma en el extranjero. El hospital en el que trabajo atiende el aeropuerto de Heathrow. Examino a personas con diabetes que se enfermaron en el extranjero y no encontraron atención médica adecuada. Se aguantan, y se enferman más y más, hasta la fecha de su vuelo de retorno. Se desesperan en el avión y tienen un viaje terrible, por lo general necesitan ayuda de otros pasajeros. A la hora en que llegan están deshidratados y colapsados, además de que requieren ser trasladados con urgencia al hospital para resucitarlos.

Revise con cuidado la leyenda en letras pequeñas, ya que gran parte de las pólizas de seguros no cubre las enfermedades que ya padecía. Sea cuidadoso sobre todo con las pólizas que incluyen los paquetes vacacionales; si es necesario, consulte las restricciones con su agente de viajes. Busque otras alternativas, como lo hace con el seguro del automóvil, existen numerosas opciones.

A su regreso

Continúe tomando sus medicamentos antimaláricos. Guarde el registro de su diabetes en un lugar seguro, para que pueda consultarlo y planear otro viaje.

PASO A PASO

¿Está en condiciones para salir?

Si tiene alguna duda sobre su salud, consulte a su médico antes de reservar su boleto.

La reservación

Informe a la aerolínea, al hotel y a la agencia de viajes que tiene diabetes. Algunas aerolíneas ofrecen dietas para estas personas si se les informa con anticipación, aunque por lo general es mejor que coma lo mismo que los demás. Muchos hoteles cuentan con apoyo. Su guía de viaje también debe saberlo. Si es una persona mayor o tiene alguna discapacidad física, hay sillas de ruedas disponibles en las estaciones, los puertos y los aeropuertos, cuando usted les informe con antelación.

Un reconocimiento para un diabético

Antes de partir a un viaje prolongado o muy lejano, debe revisar los siguientes aspectos:

- El equilibrio de la glucosa. Qué debe hacer con su tratamiento en un viaje largo, incluyendo las emergencias.
- Lesiones de tejidos. ¿Tiene alguna, necesita llevar equipo especial?
- Dietista, para la orientación alimenticia.
- Podólogo, para revisar sus pies y orientación sobre el cuidado de los mismos.
- Una carta de su médico que confirme el diagnóstico de su diabetes y los nombres genéricos de todos sus medicamentos. Observaciones acerca de sus alergias y otras condiciones médicas.
- Provisiones para su botiquín de viaje.

El botiquín de viaje de un diabético

Debe contener lo siguiente:

- Un medallón o pulsera de alerta médica o SOS (si lo desea).
- Su tarjeta de diabetes.
- Carta del médico que confirme su condición.
- Carta en el idioma del país que visitará, en la que confirme su diabetes.
- Tratamiento (lleve el doble de lo que necesite)
- Insulina, jeringas, agujas y contenedor de agujas.
- Una bolsa fresca para la insulina (4-25ºC)
- Pluma de insulina, agujas para la pluma, cartuchos de insulina (más una aguja y jeringa).

- Pastillas para reducir la glucosa.
- Medición
- Tiras reactivas para la prueba (con graduación, si la utiliza), lancetas, bases, si las necesita.
- Tiras para las pruebas de glucosa y acetona en orina.
- El registro de su diabetes y una pluma.
- Tratamiento para la hipoglucemia (si toma pastillas para reducir la glucosa o insulina)
- Pastillas de glucosa.
- Hypostop.
- Caja de glucógeno (si toma insulina).

El equipo médico
Debe contener lo siguiente:
- Otros medicamentos
  Antidiarréicos (por ejemplo, fosfato de codeína).
- Antibióticos (ampicilina o eritromicina, si es alérgico a la penicilina), si lo autoriza su médico.
- Pastillas para el mareo por movimiento.
- Pastillas para el dolor de cabeza (paracetamol).
- Gasas antisépticas.
- Crema antiséptica.
- Bandas adherentes.
- Cinta (Micropore).
- Utensilios como los del podólogo, para el cuidado de los pies.
- Bandas no adherentes (banditas N-A).
- Gasas absorbentes.
- Vendaje triangular.
- Vendaje ajustable.
- Almohadillas para los ojos.
- Imperdibles (utilice imperdibles para pañales con puntas protegidas).
- Pinzas de puntas redondeadas.
- Tijeras de puntas redondeadas.
- Crema con protector solar.

- Una frazada delgada.
- Una linterna.
- Pañuelos de papel.
- Bolsas de polietileno.

Nota: Jamás utilice los imperdibles cerca de la piel. Jamás coloque vendajes alrededor de un dedo o algún miembro: obstruye la circulación.

El equipo para salir
- Botiquín de viaje para la diabetes.
- Botella de plástico con agua mineral y tapa sellada.
- Caja(s) o lata(s) de bebidas.
- Galletas integrales o con un alto contenido de fibra o barras de cereal.
- Monedas fraccionarias de la localidad para el teléfono.
- Artículos seleccionados de su botiquín médico.

El equipaje
Lleve ropa que lo proteja de la temperatura extrema, pero no demasiada, porque tendrá dificultades para cargar la maleta. Recuerde que, en algunos tipos de transporte, llevarán su maleta por separado y la guardarán en una bodega. Lleve su botiquín para la diabetes consigo, en su equipaje de mano. Una bolsa que cuelga del hombro es útil para llevar su botiquín de viaje. Algunas personas prefieren una mochila o maleta para esquiar, atada a su cadera. Es posible guardar todo el equipo para su diabetes y su botiquín (excepto el agua) en una mochila grande.

La salida
Las personas que controlan su diabetes sólo con dieta y casi todos los que llevan tratamiento de pastillas, no necesitan ajustar su tratamiento el día que viajan, aunque quienes toman pastillas para reducir la glucosa quizá quieran reducir su dosis matutina, si van a hacer un viaje largo.

Cuando no va a volar

Para todos los viajes, excepto uno corto, si se aplica inyecciones de insulina, debe reducir su dosis matutina en 10 por ciento. Es preferible que tenga sus niveles de glucosa en 108 mg/dl mientras viaja, para evitar la hipoglucemia. Revise la glucosa sanguínea antes de cada comida fuerte y antes de irse a dormir, o de cada 4 a 6 horas.

La insulina necesaria para volar

Es probable que atraviese husos horarios. Durante los vuelos cortos y en los que el horario sea diferente por menos de cuatro horas, en pocas ocasiones será necesario que cambie el horario en que se aplica la insulina. Sólo asegúrese de no tener hipoglucemia. Durante los viajes largos, considere el día de su viaje como una ocasión especial y aplique su dosis de insulina normal a la hora del desayuno del país al que viaja (por desayuno me refiero al primer alimento de la mañana). El día de su partida es posible que esté despierto más tiempo de lo usual, sin importar que sea de día o de noche en el territorio que cruce. Aplíquese la insulina que normalmente toma cada 24 horas y utilice el sentido común para ajustar los cambios a la hora adecuada del día, por ejemplo, en los vuelos que van al oeste, debe aplicarse insulina de efecto rápido cuando tome una comida extra, después de revisar la glucosa sanguínea. En los vuelos que van al este, disminúyala.

Las aduanas y la seguridad

No tiene que informar sobre su diabetes en estos puntos, aunque, con los problemas actuales del contrabando de medicamentos, es recomendable que informe sobre las jeringas y las agujas que lleva, sin tomar en cuenta que las encuentren en la revisión de rutina. No es un problema grave, pero una nota en el idioma del país que visita puede facilitar una explicación. Algunos países aplican la pena de muerte por traficar con medicamentos.

DURANTE SU VIAJE

Las personas por lo general viajan para experimentar algo diferente de lo que viven a diario. Esto implica temperaturas, humedad, terreno, patrones para dormir o despertar, comer y muchas otras facetas de la vida. Algunas de ellas pueden cambiar el equilibrio de la glucosa.

El calor

Proteja su piel del sol. Marie tenía neuropatía diabética. Se fue de vacaciones a Italia. El sol ardía en el cielo despejado. Cada mañana se cubría con crema de protección solar antes de salir. Un día se metió a la alberca en la mañana. A la hora del almuerzo tenía el pie colorado. Las ampollas arruinaron sus vacaciones y tardó un mes en sanar.

El agua caliente también aumenta la circulación de la piel, por lo tanto la insulina se absorbe con rapidez, hace efecto antes y de manera más intensa de lo que espera.

El frío

Esto reduce la circulación cerca de la piel, debido a que el cuerpo conserva su calor. Por esta razón la insulina se absorbe con mayor lentitud de lo que espera y sólo hace efecto cuando usted entra en calor. Si su circulación es deficiente, sobre todo en los pies, la circulación se reduce a niveles graves y es probable que pierda la irrigación de los dedos. La gangrena es una consecuencia, aunque poco frecuente. Si tiene deficiencias en la circulación, mantenga los pies bien protegidos del frío.

La hipoglucemia disminuye la capacidad para producir escalofríos y mantenerse caliente. Esto quiere decir que, si tiene hipoglucemia severa en un clima frío, bajará la temperatura de su cuerpo. Una vez que haya comido y que la glucosa sanguínea se normalice, comenzará a tener escalofríos y a calentarse. Éste es un problema que puede ser peligroso en los ambientes extremos. En este caso, cualquier persona con diabetes y en apariencia con hipotermia, debe recibir tratamiento para la hipoglucemia, y cualquier persona que la presente, también debe recibir tratamiento para la hipotermia.

La gastroenteritis

Es triste, pero muchos días de vacaciones incluyen un día o más con el mal del viajero o la venganza de Moctezuma. Sólo se pueden prevenir consumiendo alimentos bien preparados en restaurantes bien establecidos, bebiendo agua mineral embotellada, comiendo ensaladas bien lavadas y fruta pelada. Si tiene diarrea o vómito, puede irse a dormir cerca del sanitario, con algunas botellas selladas de agua, algunas latas de Coca Cola o Pepsi Cola (contienen glucosa y sales), algunas pastillas de glucosa y un paquete de galletas. Asegúrese de que alguien más sepa que está enfermo. Revise la glucosa sanguínea cada dos horas, pues es probable que tenga que aumentar su dosis de insulina. Beba líquidos a sorbos y chupe pastillas de glucosa. Si puede, coma galletas. Solicite ayuda de un experto antes que sea tarde.

El cuidado de los pies

Cada año, las clínicas de atención a la diabetes se despiden de sus pacientes que van a salir de viaje, después esperan su regreso. Cada año, a pesar de todos los esfuerzos para prevenir esta situación, las personas regresan con úlceras o infecciones en los pies. Algunos pierden sus piernas. La historia casi siempre es la misma.

"Compré esas sandalias nuevas en el mercado, son de auténtica piel y muy baratas también. Después fuimos a observar el castillo. Hacía mucho calor, un poco más de lo que creía y el camino estaba empedrado. Las ampollas no lucían tan mal. Las cubrí con un parche. Creí que el sudor era por el calor. No podía descansar, no con todo lo que había que ver, ¿o no? No me lastimaban, así que pensé que todo estaba bien. Lucían un poco enrojecidas, hasta entonces me quité el parche".

Solicite algunos consejos a su podólogo antes de partir. Jamás utilice zapatos nuevos el primer día de su viaje. Lleve los zapatos más cómodos y evite las sandalias: la arena se combina con el sudor de los pies y al caminar provoca úlceras y ampollas, también puede cortarse o golpearse los pies con facilidad. Use zapatos ajustados, con calcetines, que no sean muy grandes o muy pequeños y que absorban el sudor. Asegúrese de llevar los utensilios para el cuidado de los pies. En particular, están en riesgo las personas con lesión vascular periférica y neuropatía.

La diversión

En este momento, puede preguntarse si vale la pena hacerlo. Es evidente que debo mencionar una extensa variedad de posibles problemas, pero recuerde que casi ninguno le sucederá a usted. Planifique y esté preparado. Después salga y disfrute su viaje.

Las frases útiles

Estas son algunas traducciones de "soy una persona diabética y tomo insulina. Si me encuentra enfermo, proporcióneme, por favor, dos cucharadas de azúcar en un poco de agua o tres pastillas de glucosa que traigo conmigo. Si no me recupero en diez minutos, por favor llame una ambulancia".

Alemania: *Ich bin Diabetiker und brauche täglich Insulin. Finden Sie mich krank, geben Sie mir bitte zwei Essköfel Zucker in Wasser aufgelöst. Der Zucker befindet sich in meiner Tasche oder Handtasche. Finden Sie mich ohmachtig, rufen Sie bitte einen Artz oder einen Krankenwagen.*

Estados Unidos: *I am a diabetic on insulin. If I am found ill, please give me two teaspoons of sugar in a small amount of water or three of glucose tablets which I am carrying. If I fail to recover in ten minutes, please call an ambulance.*

Francia: *Je suis un diabétique sur insuline. Si on me trouve malade, donnez-moi s'il vous plait, deux cuillières è thé de sucres dans un peu d"eau ou trois des comprimés de glucose que j"ai sur moi. Si au bout de dix minutes je ne reviens pas á moi, appelez une ambulance.*

Italia: *Sono un diabetico e sono attualmente sottoposto a trattamento con insulina. Se fossi colto da malore, per favore datemi due cucchiai di zucchero in una piccola quantità di acqua o tre delle pastiglie di glucosio che porto con me. Se non mi reprendo entro dieci minuti, per favore chiamate un'ambulanza.*

Noruega: *Jeg har sukkersyke og bruker daglig insulin. Hvis jeg blir funnet syk, vennligst gi meg to spiseskjeer sukker rrti vann. Det er sukker i mm lomme eller min veske. Hvis jeg er bevissls ellerf ikke vakner, vennlist tilkall lege eller sykebill.*

Portugal: *Sou um doente Diabético usando diairamente insulina. Se me encontrar doente deem-me faz favor duas colhere de sopa de açúcar em agua. Encontraro açúcar no men bolso ou saco. Se me encontrar inconsciente sem recuperar, faz favor de chamar um medico ou uma ambulancia.*

Suecia: *Jag är diabetiker med dagliga insulininjektioner. Om Ni finner mig omtöcknad, var snäll och ge mig tva teskedarr med socker, gärna upplost i vatten. Det skall finnas socker i min ficka eller väska. Om jar är medvetslos eller ej svarar pa tilltal kallapa en doktor eller ambulans.*

Yugoslavia: *Ja sam dijabeticar i dnevno uzimam insulin. Ako me nadjete bolesnog, molim vas dajte ml dvije supene kasike secera rastopljenog u vodi. Secer se nalazi u mom dzepu ili torbi. Ako sam u nesvijesti i ne osvijestim ne, molim vas zovite doktora ili prvu pomoc.*

RESUMEN

• Planifique sus vacaciones. No olvide su botiquín de viaje para la diabetes.
• No olvide su botiquín médico.
• Coma en lugares limpios.
• Cuide sus pies.
• Diviértase.

Glosario

Acarbosa. Un medicamento que evita que el azúcar se digiera como glucosa en el intestino.

Acetona. Productos que eliminan las grasas, originan un olor a peras podridas y vuelven ácida la sangre.

Acidosis. Una condición en la cual la sangre es más ácida de lo normal.

Adrenalina (nombre estadounidense de la epinefrina). Una hormona para los momentos de huida, temor y lucha, secretada por la glándula suprarrenal bajo tensión.

Aftas por presión Consulte *aftas de cama*.

Agudeza visual. La nitidez de la visión

Amiotropía diabética. Un tipo de lesión en un nervio de una persona diabética que provoca el endurecimiento de los músculos, por lo general, de las piernas.

Angina. Un dolor en el pecho provocado por insuficiencia en la irrigación sanguínea al músculo del corazón (una forma de enfermedad isquémica del corazón). También se conoce como angina de pecho.

Angiograma con fluoresceína. El estudio con rayos X mediante medio de contraste de fluoresceína que se administra en los vasos sanguíneos del ojo.

Angiograma de carótida. Estudio con rayos X mediante la aplicación de medio de contraste en la arteria carótida, hasta las arterias cerebrales.

Angiograma. El estudio de una arteria mediante rayos X.

Aorta. La arteria más larga del cuerpo, se extiende desde el corazón, a través del pecho y el abdomen. La aorta lleva sangre desde el corazón y la distribuye por todas las arterias del cuerpo.

264

Apoplejía. Una anormalidad de la función cerebral, por ejemplo, debilidad en un brazo o pierna, debido a la disfunción de las arterias que irrigan el cerebro o a un daño en éste.

Arteria carótida. La arteria que se extiende a través del cuello para irrigar la cabeza y el cerebro.

Arteria coronaria. La arteria que irriga al músculo del corazón.

Arteria femoral. La arteria principal que irriga las piernas. El pulso femoral puede tomarse en la ingle.

Arteria. Un vaso que lleva sangre desde el corazón a otras partes del cuerpo.

Arteriograma femoral. El estudio con rayos x mediante medio de contraste inyectado en la arteria femoral.

Arteriopatía. La anormalidad de una arteria.

Arterosclerosis. La obstrucción y bloqueo de las arterias.

Articulaciones de Charcot. Lesión de las articulaciones en el área de una neuropatía (infrecuente).

Artropatía. La anormalidad de una articulación.

Ataque cardiaco. Un término general no específico para designar el infarto al miocardio o la trombosis coronaria.

Ataque isquémico transitorio (AIT). Una apoplejía breve con una recuperación completa después de 24 horas.

Balanitis. La inflamación del pene.

Beta bloqueador. Medicamentos que reducen la elevación de la glucosa sanguínea, estabilizan el corazón y previenen la angina. Todos los nombres terminan en -olol; por ejemplo, atenolol.

Biguanida. Una pastilla que reduce la glucosa sanguínea, por ejemplo, la metformina.

Candida albicans. Otro nombre del hongo de las **aftas**.

Carbohidrato (CHO). El azúcar de los alimentos con almidones que se digiere en el intestino para producir azúcares simples como la glucosa. Entre los alimentos con carbohidratos están los dulces o golosinas, los pasteles, las galletas, los refrescos, el pan, el arroz, la pasta, la avena, los frijoles, las lentejas.

Cardiaco. Relacionado con el corazón.

Catarata. La opacidad del cristalino.

Células. Diminutos bloques que constituyen el cuerpo humano. Las células que las componen se encuentran dentro de una membrana.

Células islotes. Las células que producen insulina.

Cetoacidosis. Estado de severa deficiencia de insulina que provoca la eliminación de grasas, la formación de acetona y la acidificación de la sangre.

Cistitis. La inflamación de la vejiga urinaria.

Claudicación intermitente. El cojeo intermitente provocado por una irrigación sanguínea insuficiente en los músculos de las piernas.

Colesterol. La grasa que circula por la sangre y se obtiene de las grasas animales de los alimentos.

Conjuntivitis. Una inflamación de la conjuntiva (área blanca del ojo y el párpado interno).

Contractura de Dupuytren. El endurecimiento de los ligamentos de la palma de la mano o en los dedos.

Corazón. El órgano muscular que bombea sangre por todo el cuerpo.

Creatinina. Un químico secretado por la falta de proteínas en el cuerpo, pasa por los riñones y se filtra en la orina. Es una medida de la función renal.

Cristalino. Una parte del ojo que se encarga de enfocar (como la lente de una cámara).

Diabetes de la madurez. La diabetes se inicia cuando una persona es mayor de 30 años. Por lo general, este término implica que una persona no tiene una deficiencia completa de insulina, cuando menos al principio. Es una diabetes sin dependencia de insulina o diabetes tipo 2.

Diabetes dependiente de insulina (DDI). La diabetes causada por una absoluta deficiencia de insulina, para la que es esencial el tratamiento con insulina. La falta de insulina favorece la rápida activación de la enfermedad y la producción de acetona. Este tipo de diabetes se inicia en la juventud. Consulte *diabetes tipo 1*.

Diabetes juvenil. La diabetes que ataca a una persona joven. Este término implica la necesidad de administrar un tratamiento de insulina. También se conoce como diabetes tipo 1.

Diabetes mellitus. Una condición en la que la concentración de la glucosa sanguínea es mayor de lo normal, provoca la producción de grandes cantidades de orina dulce (*diabetes*, sifón, *mellitus*, dulce como la miel).

Diabetes que no depende de la insulina (DNDI). La diabetes causada por una insuficiencia de la acción de la insulina o una acción insuficiente de la insulina, la cual por lo general se controla sin inyecciones de insulina, cuando menos al principio. La formación de acetona es menos probable. Es la diabetes de la madurez. Consulte *diabetes tipo 2*.

Diabetes tipo 1. La diabetes que depende de la insulina. Ningún otro tratamiento controla la glucosa sanguínea.

Diabetes tipo 2. La diabetes que inicialmente puede controlarse con dieta o pastillas para reducir la glucosa. Termina por necesitar un tratamiento con insulina. Antes se conocía como diabetes no dependiente de insulina.

Diálisis. La filtración artificial de líquido y productos de desperdicio que los riñones excretan en la orina.

Diálisis peritoneal ambulatoria frecuente (DPAF). Un sistema de filtración de los desechos del cuerpo en pacientes externos que tienen disfunción renal. Se aplica líquido limpio en la cavidad abdominal para extraer las sustancias con desperdicios y se vuelve a aplicar.

Diarrea. La evacuación frecuente o poco firme del intestino grueso.

Dieta. Lo que usted come.

Dietista. Una persona que promueve una dieta saludable y recomienda tratamientos para la alimentación.

Disfasia. La dificultad para hablar.

Disfunción del ventrículo derecho. La disminución en el funcionamiento de la cámara de bombeo derecha del corazón, lo cual provoca el almacenamiento de fluidos en las piernas e inflamación en los tobillos.

Disfunción del ventrículo izquierdo. La disminución del funcionamiento de la cámara izquierda de bombeo del corazón, provoca el almacenamiento de líquido en los pulmones y dificultad para respirar.

Disfunción eréctil. Consulte *impotencia*.

Disfunción isquémica cardiaca. Un padecimiento en el que es insuficiente la irrigación sanguínea al músculo del corazón.

Disfunción macrovascular. Disfunción de los vasos sanguíneos grandes; por ejemplo, los que irrigan las piernas.

Disfunción microvascular. La disfunción en los vasos sanguíneos pequeños, por ejemplo, los que irrigan los ojos o los riñones.

Disfunción vascular periférica. Una anormalidad de los vasos sanguíneos que irrigan los brazos o las piernas.

Disuria. Dolor o malestar al orinar.

Diurético. Una pastilla que aumenta la evacuación de líquido urinario. Los diuréticos se utilizan en el tratamiento de la disfunción cardiaca, la mayoría son medicamentos eficaces para disminuir la presión sanguínea.

Ecocardiografía. Un estudio del corazón en el que se utilizan ondas de ultrasonido de una sonda que corre sobre la piel del pecho.

Edema. Una inflamación.

Edema del tobillo. La inflamación de los tobillos.

Edema macular. Una inflamación de la mácula.

Electrocardiograma (ECG). El registro de la actividad eléctrica del músculo del corazón, conforme se contrae y se relaja.

Electrolitos. Químicos de la sangre, como el sodio y el potasio.

Embolia cerebral. Un coágulo de otra parte del cuerpo que se aloja en una arteria que irriga el cerebro.

Enzima. Un químico del cuerpo que favorece otros procesos químicos.

Enzimas cardiacas. Químicos relacionados con la lesión del músculo del corazón.

Epinefrina. Consulte *adrenalina*.

Estatina. Un medicamento que reduce el colesterol; por ejemplo, la simvastatina.

Estreñimiento. Las evacuaciones poco frecuentes o dolorosas del intestino grueso.

Exudado. Un depósito de grasas en la retina, en la retinopatía.

Fibra. El forraje poco digerible de los alimentos. Se encuentra en los frijoles, las lentejas, los chícharos, la harina integral, las papas, etcétera.

Fibrato. Un medicamento que reduce el colesterol, por ejemplo, el bezafibrato.

Fotocoagulación. El tratamiento con luz para la retinopatía.

Gastroenteritis. Una inflamación o infección del estómago y los intestinos.

Gastrointestinal. Relacionado con el estómago y los intestinos.

Glándula suprarrenal. Una glándula ubicada sobre el riñón que produce adrenalina y hormonas esteroides.

Glaucoma. La elevación de la presión en el interior del ojo.

Glomérulos. Redes de diminutos vasos sanguíneos en los riñones, en los cuales se filtra la orina en un sistema de drenaje urinario.

Glucemia. La glucosa en la sangre.

Glucógeno. La forma en que se almacena la glucosa en el hígado y los músculos.

Glucosa. El azúcar simple que se obtiene de los carbohidratos de la comida. La glucosa circula en la corriente sanguínea y es uno de los recursos de energía más importantes del cuerpo.

Glucosuria. La glucosa en la orina.

Glucosuria renal. La presencia de glucosa en la orina debido a un umbral renal bajo de glucosa.

Goma guar. Una sustancia que detiene la absorción de los carbohidratos en el intestino.

Grasa. Una sustancia grasosa o aceitosa. Entre los alimentos con grasa están la mantequilla, la margarina, el queso, el aceite para cocinar, los alimentos fritos.

Grasas polisaturadas. Las grasas contenidas en los aceites vegetales, por ejemplo, el aceite de semillas de girasol.

Grasas saturadas. Las grasas animales de los productos lácteos, la grasa de la carne.

Hemodiálisis. La filtración artificial de la sangre en una persona que tiene disfunción renal.

Hemoglobina A$_{IC}$. La hemoglobina (el químico que lleva oxígeno en los glóbulos rojos) a la que se integra la glucosa. Es un medidor de larga duración de la concentración de la glucosa sanguínea.

Hemoglobina glucosilada. Consulte *hemoglobina A$_{IC}$.*

Hemorragia cerebral. Sangre en el cerebro.

Hemorragia del vítreo. Un sangrado en el vítreo.

Hemorragia. Un sangrado.

Hígado. Un órgano largo en el abdomen superior derecho que actúa como depósito de energía, fábrica de químicos y unidad de desintoxicación, el cual produce la bilis.

Hiper-. Elevación, más alto de lo normal.

Hiperglucemia. La elevación de la concentración de glucosa sanguínea, es decir, más alta de lo normal.

Hipertensión esencial. Una elevación de la presión sanguínea para la que no se ha encontrado ninguna causa específica.

Hipertensión. La elevación de la presión sanguínea.

Hipo-. Disminución, más bajo de lo normal.

Hipoglucemia. La disminución de la concentración de glucosa sanguínea (es decir, más bajo de lo normal).

Hipotensión. La disminución de la presión sanguínea.

Hipotensión postural. La disminución de la presión sanguínea al permanecer en una posición.

Hipotermia. La disminución de la temperatura corporal.

Hormona esteroide. Una hormona secretada por la glándula suprarrenal.

Hormona. Un químico secretado en una parte del cuerpo que actúa en otra región del cuerpo.

Impotencia. La dificultad para alcanzar o mantener una erección del pene. También se le conoce como disfunción eréctil.

Incontinencia urinaria. La liberación involuntaria de orina.

Infarto al miocardio. La muerte del músculo del corazón

provocada por la falta de irrigación sanguínea.

Infarto cerebral. La muerte del tejido cerebral causada por una irrigación sanguínea insuficiente.

Infarto. Una condición donde el tejido corporal muere por la falta de irrigación sanguínea, es irreversible.

Infección del tracto urinario (UTI). Una infección en el sistema de expulsión de la orina.

Infección. Una candidiasis o una moniliasis. Una infección por hongos provocada por el hongo de la *Candida albicans*. Produce una secreción blanca y cremosa, así como un intenso ardor e inflamación.

Infusión de insulina subcutánea frecuente (IISF). Un sistema para la administración frecuente de insulina a través de una aguja delgada que permanece todo el tiempo bajo la piel. También se le conoce como bomba de insulina.

Inhibidor ACE. Un medicamento inhibidor de la enzima angiotensora que se utiliza para controlar la elevación de la presión sanguínea y los problemas cardiacos. Todos los nombres terminan en -pril.

Insuficiencia cardiaca. La disminución del funcionamiento del corazón, provoca dificultad para respirar o inflamación del tobillo.

Insuficiencia cerebrovascular. Una irrigación insuficiente de las arterias del cerebro.

Insulina. Una hormona secretada por las células islotes de Langerhans en el páncreas. Es fundamental para que la glucosa penetre en las células del cuerpo.

Islotes de Langerhans. Un grupo de células en el páncreas. Una forma de células islotes que produce insulina.

Isquemia. Una condición en donde el tejido corporal tiene una irrigación sanguínea insuficiente, es irreversible.

Kilocalorías, calorías o kcals. Una medida de la energía, por ejemplo, en la comida o en el ejercicio.

Kilojulios. Otra medida de energía. Una kilocaloría = 4.2 kilojulios.

Lesión cardiaca congestiva. Los latidos irregulares del ventrículo derecho del corazón, los cuales provocan inflamación del tobillo.

Lípido. El nombre general de las grasas que se encuentran en el cuerpo.

Llagas de cama. Úlceras en la piel y algunas veces en tejidos más profundos que están sobre los puntos de presión, en las personas que permanecen en una misma posición durante un tiempo prolongado.

Macroangiopatía. Disfunción macrovascular.

Mácula. El área de mejor visión en el ojo.

Malestar. Una ligera sensación de indisposición o incomodidad.

Metabolismo. El procesamiento de las sustancias químicas en el cuerpo.

Microalbuminuria. La presencia de diminutas cantidades de proteínas en la orina.

Microaneurisma. Una inflamación diminuta en la pared de un capilar en la retina del ojo.

Microangiopatía. Disfunción microvascular.

Miocardio. El músculo del corazón.

Necrobiosis lipoídica diabeticorum. Una lesión de la piel en el diabético (infrecuente).

Nefropatía. Una anormalidad de los riñones.

Nervio. Un cable que lleva señales hacia o desde el cerebro y a la médula espinal.

Neuroelectrofisiología. El estudio del funcionamiento de los nervios.

Neuropatía autónoma. La anormalidad de los nervios que controlan las funciones corporales.

Neuropatía periférica. Una anormalidad de los nervios periféricos, por ejemplo, los que irrigan los brazos o las piernas.

Neuropatía. Una anormalidad de los nervios.

Nocturia. La expulsión de orina durante la noche.

Nutriólogo. Persona que estudia las dietas. Los nutriólogos pueden ser dietistas y viceversa.

Obesidad. La condición de tener sobrepeso o gordura.

Obeso. Que tiene sobrepeso, que está gordo.

Oftalmoscopio. Una linterna con aumento con la cual el médico observa los ojos.

Oral. Que se toma por la boca.

Palpitaciones. La aceleración del ritmo cardiaco de manera irregular o anormal.

Páncreas. Una glándula abdominal que secreta enzimas digestivas, insulina y otras hormonas.

Parestesia. Hormigueo.

–patía. Disfunción o anormalidad, por ejemplo, neuropatía, retinopatía.

Pedicurista. Una persona que previene y controla los problemas de los pies.

Pielograma intravenoso. El estudio con rayos X en los riñones para observar la excreción del medio de contraste que se inyecta en una vena.

Pielonefritis. Una infección en los riñones.

Podiatría. El tratamiento y la prevención de los problemas de los pies.

Podólogo. Una persona que previene y controla los problemas de los pies.

Polidipsia. Beber grandes cantidades de líquido.

Poliuria. La excreción de grandes cantidades de orina con mucha frecuencia.

Potasio. Un químico fundamental de la sangre.

Presión sanguínea (PS). La presión con la que circula la sangre en las arterias.

Presión sanguínea diastólica. La presión sanguínea entre los latidos del corazón.

Presión sanguínea sistólica. La presión de bombeo del corazón.

Proteína. Componentes de los alimentos necesarios para el crecimiento del cuerpo y la curación.

Proteinuria. Las proteínas en la orina.

Prurito de la vulva. Una infección de la vulva o del perineo.

Puntos y manchas hemorrágicas. Sangrados diminutos dentro de la retina, en la retinopatía diabética.

Quiroartropatía. Rigidez de las manos.

Quiropodia. El tratamiento y la prevención de los problemas de los pies.

Receptor de insulina. Área en la superficie de la célula donde actúa la insulina.

Receptor. Una región en la pared de la célula donde se une con un químico o una hormona.

Regulador de la glucosa prandial. Un regulador de la glucosa a la hora de comer. Un medicamento que disminuye la glucosa sanguínea, el cual debe tomarse después de comer, como la repaglinida.

Renal. Relacionado con los riñones.

Retención urinaria. La retención de la orina en la vejiga debido a que no se puede liberar.

Retina. Tejido sensible a la luz en el fondo del ojo.

Retinopatía de fondo. La forma común de retinopatía diabética con microaneurismas, puntos y manchas, hemorragias y exudados.

Retinopatía. Una anormalidad de la retina.

Señal. Algo que usted puede ver, tocar, oler o escuchar.

Síntoma. Algo que experimenta una persona.

Sistema nervioso autónomo. Los nervios que controlan funciones corporales, como los latidos del corazón, la presión sanguínea y el movimiento del intestino.

Sistema nervioso periférico. Los nervios que se comunican con los músculos del esqueleto y las sensaciones corporales, como el tacto, el dolor, la temperatura.

Sodio. Un químico fundamental de la sangre.

Subcutáneos. Los tejidos grasos bajo la piel.

Sudoración gustativa. Sudoración al comer.

Sulfonilurea. Un tipo de medicamento que disminuye la glucosa sanguínea.

Tejido adiposo. La grasa corporal.

Testosterona. Una hormona sexual masculina.

Tiazolidinedionas. Medicamentos que reducen la resistencia a la insulina y disminuyen la glucosa, como la rosiglitazona.

Tomografía computarizada (TC). Un estudio con rayos X que se toma en varias películas, muy detallado y desde distintos ángulos. Generalmente se utiliza para revisar el cerebro, aunque también existen estudios de TC para todo el cuerpo.

Triglicérido. Un tipo de grasa que circula en la presión sanguínea.

Trombo. Un coágulo de sangre.

Trombólisis. La desintegración de los coágulos.

Trombosis cerebral. Un coágulo en una arteria que irriga el cerebro.

Trombosis coronaria. Un coágulo en la arteria que irriga al músculo del corazón.

Trombosis. La coagulación de la sangre.

Úlcera. Una llaga abierta.

Ultrasonido. La exploración de una parte del cuerpo mediante ondas de sonido.

Umbral renal. La concentración de glucosa sanguínea por encima de la cual se filtra glucosa en la orina.

Uremia. Una concentración elevada de urea en la sangre.

Uréter. Un conducto que va del riñón hacia la vejiga urinaria.

Uretra. Un conducto que va de la vejiga urinaria hacia el mundo exterior.

Vejiga. Normalmente se refiere a la vejiga urinaria. Bolsa en la pelvis donde se almacena la orina antes de orinar.

Ventrículo derecho. La cámara del corazón que bombea sangre del cuerpo hacia los pulmones, para que se oxigene.

Ventrículo izquierdo. La cámara del corazón que bombea sangre oxigenada hacia la aorta.

Vítreo. Una gelatina transparente en el ojo, entre la retina y el cristalino.

Guía completa de la diabetes, de la doctora Rowan Hillson, fue impreso en febrero de 2004, en UV Print, Sur 26-A, núm. 14 bis, 08500, México, D.F.

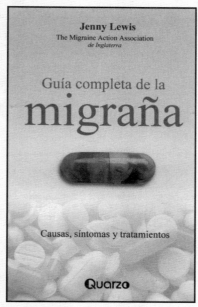

Jenny Lewis
The Migraine Action Association
de Inglaterra

Guía completa de la
migraña

Causas, síntomas y tratamientos

Quarzo

*Guía completa
de la migraña*

La gente que padece migraña no siempre sabe mucho acerca de esa enfermedad. *Guía completa de la migraña* lo ayudará a conocerla y a controlar los ataques; también lo guiará a través del laberinto de frustraciones y dolores de quienes la padecen.

Esta obra analiza el misterio de la migraña desde todas las perspectivas. Detalla sus síntomas y aborda la cuestión de si es hereditaria; analiza cómo se relaciona con el nivel de hormonas, la edad y factores como el ruido, la luz, el exceso de ejercicio y ciertos tipos de alimentos. *Guía completa de la migraña* ofrece:

• Recomendaciones para evitar ataques y cómo enfrentarlos cuando ocurren.
 • Una lista detallada de los tratamientos que se ofrecen hoy en día, incluyendo la información más reciente sobre los medicamentos disponibles y un análisis de su eficacia y efectos secundarios.
 • Información sobre el valor de los tratamientos alternativos.
 • Sugerencias para que usted se ayude a sí mismo.

Jenny Lewis escribió este libro con todo el respaldo de la Migraine Action Association de Inglaterra, por lo cual es una lectura esencial y confiable para las víctimas de la migraña en cualquier parte del mundo.